班组安全行丛书

应急救护知识

（第三版）

刘 建 赵雨霄 主编

中国劳动社会保障出版社

图书在版编目(CIP)数据

应急救护知识/刘建，赵雨霄主编. -- 3 版. -- 北京：中国劳动社会保障出版社，2023

(班组安全行丛书)

ISBN 978-7-5167-6088-8

Ⅰ. ①应…　Ⅱ. ①刘…②赵…　Ⅲ. ①急救-基本知识　Ⅳ. ①R459. 7

中国国家版本馆 CIP 数据核字(2023)第 185153 号

中国劳动社会保障出版社出版发行

(北京市惠新东街 1 号　邮政编码：100029)

*

三河市华骏印务包装有限公司印刷装订　新华书店经销

880 毫米×1230 毫米　32 开本　8. 625 印张　195 千字

2023 年 11 月第 3 版　2023 年 11 月第 1 次印刷

定价：28. 00 元

营销中心电话：400-606-6496

出版社网址：http://www.class.com.cn

内容简介

本书主要讲述现场应急救护的相关知识，内容包括现场急救概述、现场急救基本技术、急性中毒的现场急救、化学烧伤的急救、五官损伤的急救、紧急外伤的现场急救、自然灾害的应急防护与现场急救、其他现场急救、野外作业突发情况的急救、常用应急救护设施、社会安全事件应对方法、突发急症如何处置和心理援助十三个部分。

本书内容丰富，语言通俗易懂，可作为班组安全生产教育培训的教材，也可供从事安全生产工作的有关人员参考、使用。

本书由北京科技大学刘建、赵雨霄任主编，北京科技大学冯瑞、唐晗嫱任副主编，张卓勋、吕彬、何晔、张渚清、李宗浩、冯肖健参与编写。

前言

班组是企业最基本的生产组织，是实际完成各项生产工作的部门，始终处于安全生产的第一线。班组的安全生产，对于维持企业正常生产秩序，提高企业生产效益，确保职工安全健康和企业可持续发展具有重要意义。据统计，绝大多数企业的伤亡事故属于责任事故，而90%以上的责任事故又发生在班组。可以说，班组平安则企业平安，班组不安则企业难安。由此可见，班组的安全生产教育培训直接关系企业整体的生产状况乃至企业发展的安危。

为适应各类企业班组安全生产教育培训的需要，中国劳动社会保障出版社组织编写了“班组安全行丛书”。该丛书自出版以来，受到广大读者朋友的喜爱，成为他们学习安全生产知识、提高安全技能的得力工具。其间，我社对大部分图书进行了改版，但随着近年来法律法规、技术标准、生产技术的变化，不少读者通过各种渠道给予意见反馈，强烈要求对这套丛书再次进行改版。为此，我社对该丛书重新进行了改版。改版后的丛书共包括17种图书，具体如下：

《安全生产基础知识（第三版）》《职业卫生知识（第三版）》《应急救护知识（第三版）》《个人防护知识（第三版）》《劳动权益与工伤保险知识（第四版）》《消防安全知识（第四版）》《电气安全知识（第三版）》《危险化学品作业安全知识》《道路交通运输安全知识（第二版）》《金属冶炼安全知识（第二版）》《焊接安全知识

（第三版）》《起重安全知识（第二版）》《高处作业安全知识（第二版）》《有限空间作业安全知识（第二版）》《锅炉压力容器作业安全知识（第二版）》《机加工和钳工安全知识（第二版）》《企业内机动车辆安全知识（第二版）》。

该丛书主要有以下特点：一是具有权威性。丛书作者均为全国各行业长期从事安全生产、劳动保护工作的专家，既熟悉安全管理和技术，又了解企业生产一线的情况，所写内容准确、实用。二是针对性强。丛书在介绍安全生产基础知识的同时，以作业方向为模块进行分类，每分册只讲述与本作业方向有关的知识，因而内容更加具体，更有针对性。班组可根据实际需要选择相关作业方向的分册进行学习。三是通俗易懂。丛书以问答的形式组织内容，而且只讲述最常见、最基本的知识和技术，不涉及深奥的理论知识，因而适合不同学历层次的读者阅读使用。

该丛书按作业内容编写，面向基层，面向大众，注重实用性，紧密联系实际，可作为企业班组安全生产教育培训的教材，也可供从事安全生产工作的有关人员参考、使用。

目录

第一部分 现场急救概述

1. 现场急救应遵循哪些基本原则?

现场急救，是指因发生各种意外事故造成人员受伤、急性中毒和突发危重病情又没有医务人员时，为了防止伤员病情恶化，减少伤员痛苦和预防休克等所应采取的一种初步紧急救护措施，又称院前急救。

现场急救总的任务是采取及时有效的急救措施和技术，最大限度地减少伤员的痛苦，降低致残率和死亡率，为医院抢救打好基础。

（1）现场急救时应遵循的原则

1）先复后固原则。遇有心跳、呼吸骤停又有骨折者，应首先用口对口人工呼吸和胸外心脏按压等技术使心、肺、脑复苏，直至心跳、呼吸恢复后，再进行骨折固定处理。

2）先止后包原则。遇有大出血又有创口者，首先立即用指压、止血带或药物等止血，然后消毒，并对创口进行包扎。

3）先重后轻原则。同时遇有垂危的和伤势较轻的伤员时，应优先抢救危重者，后抢救伤势较轻的伤员。

4）先救后运原则。发现伤员时，应先救后运。在送伤员到医院途中，不要停止抢救，应继续观察伤病情况，减少颠簸，注意保暖，确保伤员快速、平安抵达最近医院。

5）急救与呼救并重原则。当遇有成批伤员时，现场参与急救的人员要镇定高效地分工合作，急救和呼救可同时进行，以较快地争取到急救外援。

6）搬运与急救一致性原则。在运送危重伤员时，途中应继续进行抢救工作，尽可能减少伤员不应有的痛苦和死亡，直至安全到达目的地。

（2）现场急救时的注意事项

1）避免直接接触伤员的体液。

2）急救时应使用防护手套，并用防水胶布贴住自己损伤的皮肤。

3）急救前和急救后都要洗手，并且救护人员的眼、口、鼻或者任何皮肤损伤处一旦溅有伤员的血液，应尽快用肥皂和水清洗，并去医院进行处理。

4）进行口对口人工呼吸时，尽量使用人工呼吸面罩。

2. 如何对现场伤员进行分类？

灾害发生后，急救和后运工作常出现四大矛盾：急救技术力量不足与大量伤员需要抢救的矛盾，急救物资短缺与需要量大的矛盾，重伤员与轻伤员都需要急救的矛盾，重伤员和轻伤员都需后运的矛盾。解决这些矛盾的办法就是对伤员进行分类。伤员分类是现场急救工作的重要组成部分，做好伤员分类工作，可以充分地发挥人力、物力的作用，使需要急救的轻、重伤员各得其需，使急救和后运工作有条不紊地进行。

生产现场急救分类旨在提高效率，并将现场有限的人力、物力和时间，用在抢救有存活希望的伤员身上，提高伤员的存活率，降低死亡率。

（1）现场伤员分类的要求

1）分类工作是在特殊困难和紧急的情况下，与抢救工作同时进行的。

2）分类工作应由经过训练、经验丰富、有组织能力的技术人员承担。

3）分类工作应依先危后重，再轻后小（伤势小）的原则进行。

4）分类工作应快速、准确、无误。

（2）现场伤员分类的判断

现场伤员应根据伤情进行分类。

1）呼吸是否停止，通过看、听、感来判定。

看：观察伤员胸廓的起伏，或用棉花、羽毛贴在伤员的鼻翼上，看有无摆动。如果伤员吸气时胸廓上提，呼气时胸廓下降，或棉花、羽毛有摆动即表示呼吸未停。

听：侧头用耳尽量接近伤员的鼻部，去听是否有气体交换的声音。

感：在听的同时，用脸颊感觉伤员鼻部有无气流呼出。如感到有气体交换或气流感，说明伤员尚有呼吸。

2）脉搏是否停止，通过触、看、摸、量来检查。

触：触桡动脉有无脉搏跳动，感受搏动的强弱。

看：看头部、胸腹、脊柱、四肢有无损伤、大出血、骨折等。

摸：摸颈动脉有无脉搏跳动，感受搏动的强弱。

量：量收缩压是否小于 12 千帕（约为 90 毫米汞柱）。

现场救援人员应在 1~2 分钟内通过以上方法完成对伤员伤情的

判断并对伤员进行简单的分类，以便于采取针对性的急救措施。

当有大量伤员时，必须进行伤情分类，可参考表 1-1 的方法进行，并在救援预案中明确。

表 1-1　　伤情分类表

类别	程度	标志	伤情
Ⅰ	危重伤	红色	严重头部伤、大出血、昏迷、各类休克、严重挤压伤、内脏伤、张力性气胸、颌面部伤、颈部伤、呼吸道烧伤、大面积烧伤（30%以上）
Ⅱ	中重伤	黄色	胸部伤、开放性骨折、小面积烧伤（30%以下）、长骨闭合性骨折
Ⅲ	轻伤	绿色	无昏迷、休克，无头颅损伤和软组织损伤
0	致命伤	黑色	已无生命体征

3. 如何划分现场急救区？

通常，现场急救区可划分为四类，以对不同伤情的伤员进行施救。

第Ⅰ急救区（红色）：该急救区对应伤情分类中的第Ⅰ类伤员，即伤情严重、危及生命者。

第Ⅱ急救区（黄色）：该急救区对应伤情分类中的第Ⅱ类伤员，即伤情严重但即刻不危及生命者。

第Ⅲ急救区（绿色）：该急救区对应伤情分类中的第Ⅲ类伤员，即受伤较轻、可行走者。

第Ⅳ急救区（黑色）：该急救区对应伤情分类中的第 0 类伤员，即需要后运者。

在不同急救区的伤员，胸前应分别对应悬挂红、黄、绿、黑 4 种颜色的伤情识别卡。伤情识别卡由急救系统统一印制，背面有扼要的伤情说明，随伤员携带。如没有现成的分类卡，可临时用硬纸片自制。

现场有大批伤员时，应将现场急救区分为以下四个区，以便有条不紊地进行急救（见图 1–1）。

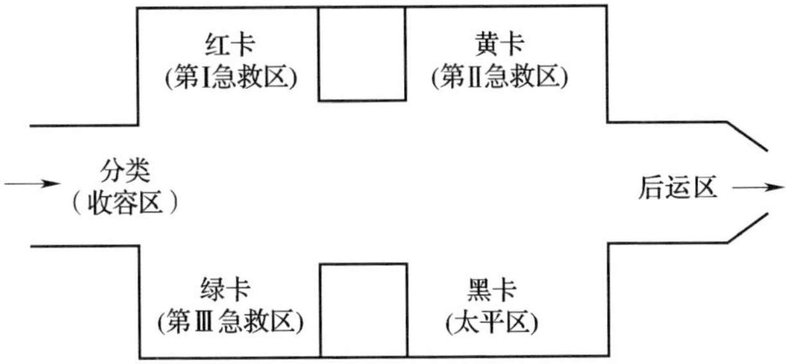

图 1–1　现场急救区的划分

收容区：伤员集中区，在此区挂上分类标签，并进行必要的紧急复苏等抢救工作。

急救区：用以接收第Ⅰ类、第Ⅱ类和第Ⅲ类伤员，在此做进一步的抢救工作，如对休克、呼吸与心跳骤停者进行心肺复苏。

后运区：这个区内接收能自己行走或伤势较轻的伤员。

太平区：停放已死亡者。

4. 现场急救的基本步骤是什么？

当各种意外事故发生后，参与现场救护的人员要沉着、冷静，切忌惊慌失措。时间就是生命，应尽快对伤员进行认真仔细的检查，确定伤情。检查内容包括伤员意识、呼吸、脉搏、血压、瞳孔是否正常，有无出血、休克、外伤、烧伤，是否伴有其他损伤等。

总体来说，事故现场急救应按照紧急呼救、判断伤情和救护三大步骤进行。

（1）紧急呼救

事故发生后，对危重伤员经过现场评估和病情判断后，需要立即救护，同时立即向救护医疗服务系统或附近担负院外急救任务的医疗部门、社区卫生单位报告，常用的急救电话为“120”或“999”。急救机构接到紧急呼救电话后，应立即派出专业救护人员、救护车至现场抢救。

（2）判断伤情

在现场巡视后对伤员进行最初评估，尤其是对处在情况复杂现场的伤员，救护人员首先需要检查其意识、气道和呼吸、循环体征等情况，再立即处理威胁其生命的情况。

（3）救护

灾害事故现场一般都很混乱，救护人员应快速组成临时现场救护小组，统一指挥，加强灾害事故现场一线救护，这是保证抢救成功的关键措施之一。

灾害事故发生后，尽可能缩短伤员伤后至抢救的时间，提高基本治疗技术是做好灾害事故现场救护的关键。救护人员要善于应用现有的先进科技手段进行现场急救，坚持“立体救护、快速反应”的救护原则，提高救护的成功率。

现场救护原则是先救命后治伤，先重伤后轻伤，先分类再运送，先抢后救，抢中有救，使伤员尽快脱离事故现场。医护人员以救为主，其他人员以抢为主，各负其责，相互配合，以免延误抢救时机。同时，现场救护人员还应注意做好自身防护。

5. 在事故现场，如何进行紧急呼救？

紧急呼救主要有以下三个步骤。

（1）救护启动

救护启动也称为呼救系统开始。呼救系统在国际上被列为抢救危重伤员的“生命链”中的“第一环”。有效的呼救系统，对保障危重伤员获得及时救治至关重要。当发现伤员时，应用无线电和电话呼救。通常急救中心配备有经过专门训练的话务员，能够对呼救电话迅速做出适当的应答，并能将电话转接到合适的急救机构。城市呼救网络系统的“通讯指挥中心”，应当接收所有的医疗（包括灾难等意外伤害事故）急救电话，根据伤员所处的位置和伤情，指定就近的急救站去救护伤员，这样可以大大节省时间，提高效率，有利于伤员的救护和转运。

（2）呼救电话须知

拨打呼救电话时必须要用最精练、准确、清楚的语言说明伤员目前的位置及严重程度，伤员的人数及存在的危险，需要何类急救等。如果不清楚身处位置，也不要惊慌，因为救护医疗服务系统控制室可以通过全球卫星定位系统追踪到准确位置。

一般应简要清楚地说明以下几点：

1）你的（报告人）电话号码与姓名，伤员姓名、性别、年龄和联系电话。

2）伤员所在的确切地点，尽可能指出附近街道的交汇处或其他显著标志。

3）伤员目前最危重的情况，如昏倒、呼吸困难、大出血等。

4）发生灾害事故、突发事件时，说明事故或事件的性质、严重程度、伤员的人数。

5）现场所采取的救护措施。

注意：要等救护医疗服务系统调度人员先挂断电话，不要自己挂断电话。

（3）单人及多人呼救

如果有多名救护人员在现场，可留一名救护人员在伤员身边开展急救，其他人通知医疗急救机构。如果是意外伤害事故，要分配好救护人员各自的工作，分秒必争，有序地实施伤员的寻找、脱险、医疗救护工作。

在伤员心脏骤停的情况下，为挽救生命，抓住“救援的黄金时间”，应由一名救护人员立即进行心肺复苏，其他救护人员迅速拨打呼救电话。现场只有一名救护人员时，则在进行1~2分钟心肺复苏后，在抢救间隙拨打电话。

6. 在事故现场，如何对伤员的伤情进行评估判断？

伤员的意识、气道和呼吸、循环体征、瞳孔等表象，是判断伤势的重要标志。

（1）意识

先判断伤员神志是否清醒。在呼唤、轻拍、推动时，如果伤员有睁眼或肢体运动等其他反应，表明伤员有意识；如果伤员对上述刺激无反应，则表明意识丧失，已陷入危重状态。若伤员突然倒地，呼之不应，则情况多为严重。

（2）气道和呼吸

呼吸必要的条件是保持气道畅通。若伤员不能说话、不能咳嗽、憋气，则可能存在气道梗阻，必须立即检查气道，清除堵塞。正常人的呼吸为12~18次/分钟，危重伤员呼吸变快、变浅乃至不规则，呈叹息状。在气道畅通后，应对无反应的伤员进行呼吸检查，如伤员呼吸停止，则应立即施行人工呼吸。

（3）循环体征

在检查伤员意识、气道和呼吸之后，应对伤员的循环体征进行检查，如呼吸、咳嗽、运动、皮肤颜色、脉搏等情况。一般伤员呼吸停止，心跳随之停止，或心跳停止，呼吸也随之停止，心跳与呼吸几乎同时停止也是常见的。救护人员可在手腕的桡动脉、颈部的颈动脉检查伤员是否有心跳反应。成年人正常心跳为60~80次/分钟，心律失常以及严重的创伤、大失血等危及生命时，心跳或加快超过100次/分钟，或减慢至40~50次/分钟；或不规则，忽快忽慢，忽强忽弱，均为心脏呼救的信号，都应引起重视。若伤员面色苍白或青紫，口唇、指甲发绀，皮肤发冷等，则表明皮肤循环和氧代谢情况不佳。

（4）瞳孔

眼睛的瞳孔又称“瞳仁”，位于黑眼球中央。正常情况下，双眼的瞳孔是等大、圆形的，遇到强光能迅速缩小，很快又回到原状。当伤员脑部受伤、脑出血、严重药物中毒时，瞳孔可能缩小为针尖大小，也可能扩大到黑眼球边缘，对光线不起反应或反应迟钝；当出现脑水肿或脑疝时，双眼瞳孔会一大一小，可用手电筒突然照射伤员瞳孔，观察其瞳孔的反应，瞳孔的反应可以体现脑病变的严重性。

当完成以上四项现场评估后，再对伤员的头部、颈部、胸部、腹部、盆腔和脊柱、四肢进行检查，看有无开放性损伤、骨折畸形、触痛、肿胀等体征，对伤员的伤情进行进一步的判断。

还要注意伤员的总体情况，如淡漠不语、冒冷汗、口渴、呼吸急促、肢体不能活动等现象为病情危重的表现；对外伤伤员应观察其神志不清程度，呼吸次数和强弱，脉搏次数和强弱；注意检查有无活动性出血，如有应立即止血；严重的胸腹部损伤容易引起休克、昏迷甚至死亡。

7. 灾害事故发生后，如何进行现场救护？

所有救护人员应牢记，抢救垂危伤员的首要目的是救命。因此，现场救护的基本步骤可以概括如下。

（1）采取正确的救护体位

对于意识不清者，取仰卧位或侧卧位，以便于心肺复苏操作及评估复苏效果。在可能的情况下，翻转为仰卧位（心肺复苏体位）时，应将伤员放在坚硬的平面上，救护人员在检查后对其进行心肺复苏。

若伤员没有意识但有呼吸和脉搏，为了防止呼吸道被舌后坠或唾液及呕吐物阻塞引起窒息，对伤员应采用侧卧位（复原卧式位），使唾液等容易从口中流出，同一侧的侧卧位超过 30 分钟时，翻转伤员到另一侧。在急救时，伤员的体位应保持稳定，救护人员还应根据需要翻转伤员体位，从而利于观察和通畅气道。

注意不要随意移动伤员，以免造成二次伤害。如不要用力拖动、拉起伤员，不要搬动和摇动已确定有头部或颈部外伤者等。有颈部外伤者在翻身时，为防止颈椎再次损伤而导致瘫痪，应由一人固定住伤员的头、颈部，使头、颈部与身体在同一轴线翻转。

（2）打开气道

伤员呼吸、心跳停止后，全身肌肉松弛，口腔内的舌肌也松弛下坠，可能阻塞呼吸道。发生此种情况时，救护人员应立即采用开放气道的方法，使阻塞呼吸道的舌根上提，并用最短的时间将伤员衣领口、领带、围巾等解开，戴上手套迅速清除伤员口鼻内的污泥、土块、痰、呕吐物等异物，以使呼吸道畅通。打开气道的方法有仰头举颌法、仰头抬颈法、双下颌上提法等。

（3）人工呼吸

1）判断呼吸。检查呼吸，救护人员将伤员气道打开，利用耳听、眼看、皮肤感觉，在 5 秒内判断伤员有无呼吸。

“一听”，侧头用耳听伤员口鼻的呼吸声；“二看”，用眼看伤员胸廓或上腹部是否随呼吸而上下起伏；“三感觉”用面颊感觉伤员呼吸气流。如果胸廓没有起伏，并且口鼻无气体呼出，即表明伤员不存在呼吸，这一评估过程不超过 10 秒钟。

2）人工呼吸。救护人员经检查后，若判断伤员呼吸停止，应在现场立即采取口对口（口对鼻、口对口鼻、口对呼吸面罩等）人工呼吸救护措施。

（4）胸外心脏按压

判断伤员有无心跳（脉搏）时，应选择在大动脉处测定脉搏有无搏动，如触摸伤员颈动脉，在 5~10 秒内迅速判断有无心跳。

1）颈动脉：将一只手食指和中指置于伤员颈中部（甲状软骨）中线，手指从颈中线滑向甲状软骨和胸锁乳突肌之间的凹陷，稍加力度压迫即可触摸到颈动脉的搏动。

2）肱动脉：肱动脉位于上臂内侧肘和肩之间，稍加力度压迫即可触摸到肱动脉是否有搏动。

3）检查颈动脉时不可用力压迫，避免刺激颈动脉窦使得迷走神经兴奋，反射性地引起心跳停止，并且不可同时触摸双侧颈动脉，以防阻断脑部血液供应。

若救护人员判断伤员已无脉搏搏动，或在危急中不能判明心跳是否停止，且脉搏也摸不清时，不要反复检查耽误时间，而要在现场进行胸外心脏按压等救护措施，及时救护。

（5）紧急止血

救护人员要注意检查伤员有无严重出血，如有出血，要立即采取止血救护措施，避免因大出血造成休克而死亡。

（6）局部检查

对于同一伤员，要先处理危及生命的全身症状，再处理局部症状。要按头部、颈部、胸部、腹部、背部、骨盆、四肢的顺序进行检查，检查出血的部位和程度、骨折部位和程度，有无渗血、脏器脱出和皮肤感觉丧失等状况。

首批进入现场的救护人员应对伤员及时进行分类，做好运送前医疗处置工作和指定运送工作。救护人员可协助运送，使伤员在最短时间内获得必要治疗。在运送途中要保证对危重伤员进行不间断的抢救。

伤势严重的伤员应尽快送往医院救治，某些特殊事故的伤员应送专科医院。

第二部分 现场急救基本技术

8. 如何进行现场紧急心肺复苏?

在急救现场对伤员进行心肺复苏十分重要。有关研究显示，在伤员受伤后的5分钟内开始实施院外心肺复苏急救，8分钟内进一步提供生命支持，心搏、呼吸暂停的伤员存活率最高可达43%。复苏(生命支持)每延迟1分钟，存活率下降3%；除颤每延迟1分钟，存活率下降4%。心肺复苏简称CPR（cardiopulmonary resuscitation），是一种当伤员呼吸及心跳停止时，合并使用人工呼吸及胸外心脏按压来进行急救的技术。

实施心肺复苏时，首先要判断伤员呼吸、心跳情况，一旦判定呼吸、心跳停止，应立即进行心肺复苏。

(1) 开放气道

迅速将伤员衣领口、领带、围巾等解开，戴上手套清除伤员口鼻内的污泥、土块、痰、呕吐物等异物，使呼吸道通畅，再将气道打开。

1) 仰头举颌法，如图2-1所示。

①救护人员将一只手置于伤员的前额并稍加用力使其头后仰，另一只手的食指、中指置于下颏将下颌骨上提。

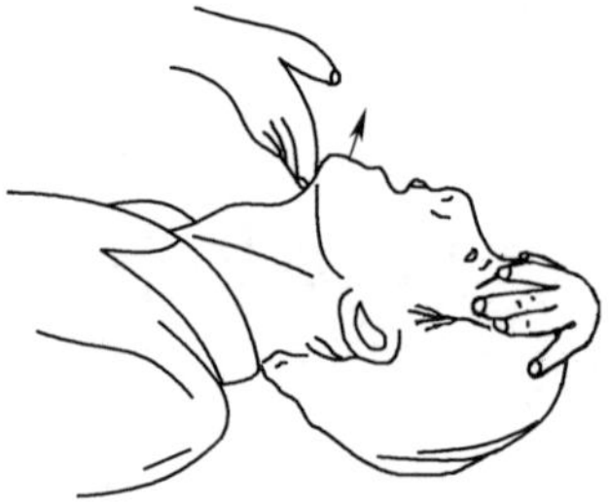

图 2-1　仰头举颌法

②救护人员的手指不要深压伤员颏下软组织，以免阻塞气道。

2）仰头抬颈法，如图 2-2 所示。

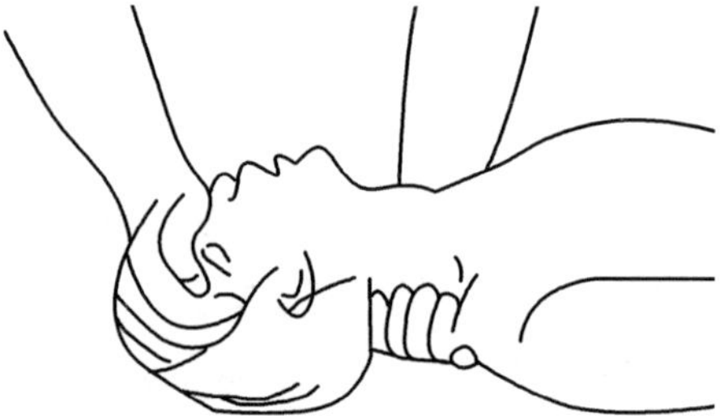

图 2-2　仰头抬颈法

①救护人员一只手放在伤员前额，向下稍加用力使头后仰，另一只手置于颈部并将颈部上托。

②无颈部外伤者可用此法。

3）双下颌上提法，如图 2-3 所示。

①救护人员双手手指放在伤员下颌角，向上或向后方提起下颌。

②使伤员的头保持正中位，不能后仰，也不可左右扭动。

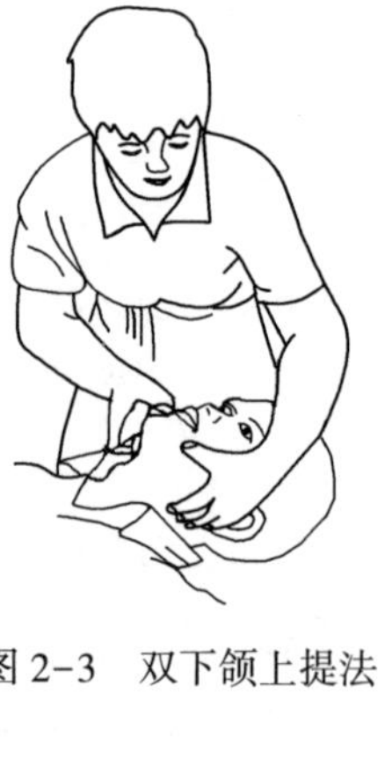

图 2-3　双下颌上提法

③此方法适用于怀疑有颈椎外伤的伤员。

4）手钩异物。

①如伤员无意识，救护人员用一只手的拇指和其他四指，握住伤员的舌和下颌后，掰开伤员口部并上提下颌。

②救护人员另一只手的食指沿伤员嘴角插入其口部。

③用钩取动作，抠出固体异物。

（2）口对口人工呼吸

如图 2-4 所示，口对口人工呼吸的主要步骤为：

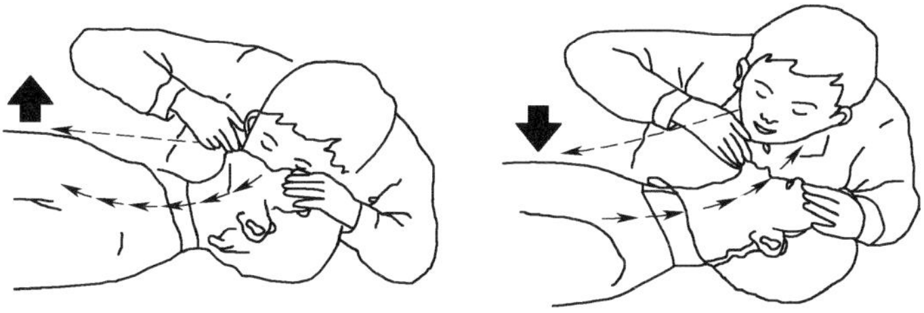

a)　　b)

图 2-4　口对口人工呼吸

a）口对口人工呼吸　b）观察胸廓起伏

1）救护人员用一只手的拇指、食指捏闭伤员的鼻孔，另一只手托下颌。

2）将伤员的口部打开，救护人员深呼吸，用自己的口部紧贴并包住伤员口部吹气。

3）观察伤员胸廓，有起伏方为有效。

4）脱离伤员口部，放松捏鼻孔的拇指、食指，观察胸廓是否复原。

5）检查伤员口鼻部是否有气体呼出。

6）连续口对口人工呼吸两次，使伤员肺部充分换气。

（3）胸外心脏复苏

首先判断伤员心跳是否停止，可以触摸伤员的颈动脉，如无搏动，立即进行胸外心脏按压。如图 2-5 所示，实施胸外心脏按压的主要步骤如下：

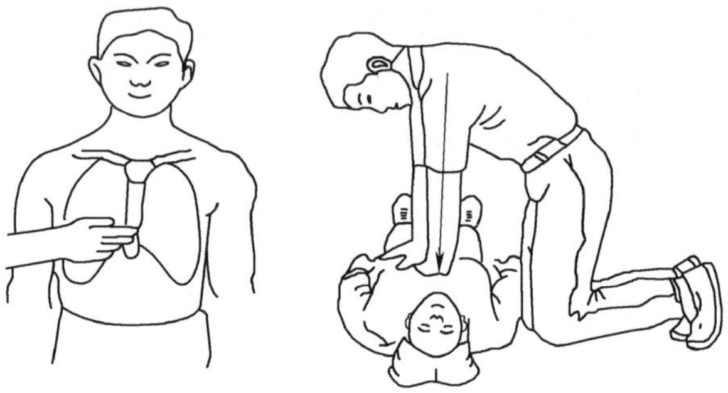

a) b)

图 2-5 胸外心脏按压

a）确定胸骨中下 1/3 段交界处 b）胸外心脏按压

1）一只手的掌根按在伤员胸骨中下 1/3 段交界处。

2）另一只手压在该手的手背上，双手手指均应翘起，不能平压在胸壁。

3）双肘关节伸直，利用体重和肩臂力量垂直向下挤压，使胸骨下陷 4 厘米。

4）略停顿后放松，使胸廓回到原位，但手掌根不能离开按压定位点。

5）连续进行 15 次胸外心脏按压，再口对口人口呼吸两次，如此反复。

9. 实施心肺复苏时需注意什么问题？

（1）人工呼吸注意事项

1）人工呼吸一定要在伤员气道开放的情况下进行。

2）向伤员肺内每次的吹气不能太急太多，仅需胸廓隆起即可，吹气量不宜过大，以免引起胃扩张。

3）吹气时间以占一次呼吸周期的1/3为宜。

（2）胸外心脏按压注意事项

1）防止并发症。在进行胸外心脏按压时，由于救护人员的操作不当或操作时间过久，往往会导致一些并发症的发生。心肺复苏的并发症主要包括急性胃扩张、肋骨或胸骨骨折、肋骨软骨分离、气胸、血胸、肺损伤、肝破裂、冠状动脉刺破（心脏内注射时）、心包压塞、胃反流物误吸或吸入性肺炎等，故要求救护人员按压技术正规，操作时间恰当，并随时监测伤员体征。

2）心脏按压与放松时间比例和按压频率。最新实验研究证明，当心脏按压及放松时间各占1/2时，心脏射血最多，能获得最大血液动力学效应。当按压频率由60~80次/分钟增加到80~100次/分钟时，可使血压短期上升到8~9千帕（60~70毫米汞柱），有利于心脏复跳。

3）心脏按压力度要均匀，不可过猛，按压和放松的时间相等。每次按压后必须完全解除压力，使胸部回到正常位置；心脏按压节律、频率不可忽快忽慢，保持正确的挤压位置；心脏按压时，时刻观察伤员反应及面色的改变。

10. 救护人员何时可以停止对伤员的心肺复苏？

在心肺复苏中，伤员出现如下征象可考虑终止心肺复苏。

（1）脑死亡。全脑功能丧失，且不能恢复，又称不可逆昏迷。发生脑死亡即意味着生命终止，即使有心跳，也不会长久维持。所以一旦出现脑死亡即可终止抢救，以免消耗不必要的人力、物力和财力。出现下列情况可判断为脑死亡：

1）深度昏迷，对疼痛刺激无任何反应，无自主活动。

2）自主呼吸停止。

3）瞳孔固定。

4）脑干反射消失。脑干反射包括瞳孔对光反射、吞咽反射、头眼反射（即娃娃眼现象：将伤员头部向双侧转动时，眼球会同时转向相反的反向；若眼球随头部同步转动，即为反射阳性。但颈部、脊髓损伤者忌此项检查）、眼前庭反射（头前屈 30°，用冰水 20~50 毫升，10 秒钟内注入外耳道，应快速出现灌注侧反方向的眼球震颤，双耳依次检查未见眼球震颤为反射消失）等。

出现上述情况且至少观察 24 小时无变化，方可做出判定。

（2）经过正规的心肺复苏 20~30 分钟后，若伤员仍无自主呼吸，瞳孔散大，瞳孔对光反射消失，则标志着生物学死亡，可终止抢救。

（3）心脏停跳 12 分钟以上且没有进行任何复苏治疗的伤员，几乎无一存活。但在低温环境中（如冰库、水库、雪地、冷水），年轻的伤员虽心脏停跳超过 12 分钟，仍应积极抢救。

（4）伤员心跳、呼吸停止 30 分钟以上，肛温接近室温，出现尸斑，可停止抢救。

11. 心肺复苏有效有哪些表现？

对于神志不清的伤员应注意观察其脑活动的五个主要指标：瞳孔变化、睫毛反射、挣扎表现、肌肉张力和自主呼吸的方式，这些都是脑活动最基本的征象。如果有一项指标正常，就表明携带有充分氧气的血液流向大脑，并保护脑组织免于损伤。

心肺复苏效果主要看以下五个方面。

（1）颈动脉搏动

胸外心脏按压有效时，可随每次按压触及一次颈动脉搏动，测血压为 5.3/8.0 千帕（40/60 毫米汞柱）以上，说明心脏按压方法正确。若停止按压，伤员脉搏仍然搏动，说明伤员自主心跳已恢复。

（2）面色转红润

复苏有效时，伤员面色、口唇、皮肤颜色由苍白或紫绀转为红润。

（3）意识渐渐恢复

复苏有效时，伤员昏迷变浅，眼球活动，出现挣扎，或给予强刺激后出现保护性反射活动，甚至手足开始活动，肌张力增强。

（4）出现自主呼吸

当伤员恢复自主呼吸时，救护人员不要立刻停止心肺复苏，而应注意观察伤员的呼吸情况，有时很微弱的自主呼吸不足以满足肌体供氧需要，如果不进行人工呼吸，则可能很快伤员又停止呼吸。

（5）瞳孔变小

复苏有效时，伤员扩大的瞳孔变小，并出现对光反射。

◎专家提示

在心肺复苏时，必须经常观察瞳孔，瞳孔缩小是表明救治有效的最有价值而又十分灵敏的征象。如果心肺复苏后，扩大的瞳孔仍没有缩小，通常说明心肺复苏无效。如果瞳孔缩小的时间明显延迟也可能为脑损害所致，但这种脑损害并非一定是永久的。在心肺复苏过程中经常会遇到瞳孔逐渐扩大的情况，特别是心肺复苏过久时，但如果伤员瞳孔未最大限度地扩大或仍有脑活动等其他征象存在时，则并不意味着治疗无效或脑损害不可恢复。不过，如果瞳孔扩大迅速而又极为显著，则说明情况较严重。扩大的瞳孔在心跳恢复后很快缩小至原状，则说明伤员无严重脑损害发生。

出现挣扎也是心肺复苏有效的一个征象，这说明伤员大脑已受到充分的保护。当伤员出现挣扎时，可以采取以下两种方法进行处理：一种方法是用 5~10 毫升安定注射液静脉注射，使伤员镇静，安定可消除睫毛反射，但不影响其他脑活动的体征；另一种方法是间断使用小剂量硫喷妥钠。虽然这种肌肉松弛剂也能消除挣扎并便于气管插管操作，但是使用这类药物后就可能只留下瞳孔缩小这一项脑活动征象，而此征象表现不明显，不易被察觉，故不应随意使用此方法消除挣扎。

12. 现场常用哪些骨折固定方法?

骨折是人们在生产、生活中常见的损伤，为了避免骨折的断端对血管、神经、肌肉及皮肤等组织的再损伤，减轻伤员的痛苦，以及便于搬动与转运伤员，对发生骨折或怀疑有骨折的伤员，均必须在现场立即采取骨折临时固定的措施。

（1）常用的骨折固定方法

1）肱骨（上臂）骨折固定法：

①夹板固定法。将两块夹板分别放在上臂内外两侧（如果只有一块夹板，则放在上臂外侧），用绷带或三角巾等将夹板上下两端固定。肘关节弯曲 90°，前臂用小悬臂带悬吊。

②无夹板固定法。将三角巾折叠成 10~15 厘米宽的条带，其中央正对骨折处，将上臂固定在躯干上，于对侧腋下打结。屈肘 90°，再用小悬臂带将前臂悬吊于胸前。

2）尺骨、桡骨（前臂）骨折固定法：

①夹板固定法。将两块长度超过肘关节至手心距离的夹板分别放在前臂的内外侧（如果只有一块夹板，则放在前臂外侧），并在手心放置衬垫让伤员握好，以使腕关节稍向后弯曲，再固定夹板上下两端。屈肘 90°，用大悬臂带悬吊前臂，手略高于肘。

②无夹板固定法。使用大悬臂带、三角巾固定。用大悬臂带将骨折的前臂悬吊于胸前，手略高于肘，再用一条三角巾将骨折的前臂固定于胸部，在健侧腋下打结。

3）股骨（大腿）骨折固定法：

①夹板固定法。伤员仰卧，伤肢伸直。将两块夹板（内侧夹板长度为上至大腿根部，下过足跟；外侧夹板长度为上至腋窝，下过足跟）分别放在伤肢内外两侧（只有一块夹板则放在伤肢外侧），在关节处及空隙部位均放置衬垫，用 5~7 条三角巾或布带先将骨折部位的上下两端固定，然后分别固定腋下、腰部、膝、踝等处，足部用三角巾呈“8”字固定，使足部与小腿呈直角。

②无夹板固定法。伤员仰卧，伤肢伸直，健肢靠近伤肢，双下肢并列，两足对齐，在两腿关节处与空隙部位放置衬垫，用 5~7 条三角巾或布条将两腿固定在一起（先固定骨折部位的上下两端），足部用三角巾呈“8”字固定，使足部与小腿呈直角。

4）脊柱骨折固定法。发生脊柱骨折时，不得轻易搬动伤员。严禁一人抱头，另一个人抬脚等不协调的动作。如伤员俯卧位时，可用“工”字夹板固定，将两横板压住竖板分别横放于伤员两肩上及腰骶部，在脊柱的凹凸部位放置衬垫，再用三角巾或布带固定两肩和腰骶部。现场处理原则是，绝不能试图扶着背部有严重外伤或颈、胸、腰椎有骨折的伤员做一些活动，以此判断伤员有无损伤，一定要就地固定。

5）头颅部骨折固定法。头颅部位骨折固定的重点是保持局部的稳定，在检查、搬动、转运伤员等过程中，力求伤员的头颅部不受到新的外界的影响而加重局部损伤。具体做法是，伤员静卧，头部可稍垫高，头颅部两侧放两个较大的、硬实的枕头或沙袋等物，将头部固定住，以免搬动、转运时头部晃动。

（2）现场骨折固定的注意事项

1）如果是开放性骨折，必须先止血，再包扎，最后进行骨折固定，此顺序绝不可颠倒。

2）下肢或脊柱骨折，应就地固定，尽量不要移动伤员。

3）四肢骨折固定时，应先固定骨折的近心端，后固定骨折的远心端。如固定顺序相反，易导致骨折再度移位。夹板必须扶托整个伤肢，骨折上下两端的关节均必须固定住，绷带、三角巾不要绑扎在骨折处。

4）夹板等固定材料不能与皮肤直接接触，要用棉垫、衣物等柔软物垫好，尤其是骨突部位及夹板两端。

5）四肢骨折固定时应露出指（趾）端，以便随时观察血液循环情况，如伤肢出现苍白、紫绀、发冷、麻木等情况，应立即松开重新固定，以免造成肢体缺血、坏死。

13. 现场有哪些止血方法？

外伤出血分为内出血和外出血。内出血主要到医院救治，外出血是现场急救的重点。理论上，外出血分为动脉出血、静脉出血、毛细血管出血。动脉出血时，血色鲜红、血流量多、速度快；静脉出血时，血色暗红、血流缓慢；毛细血管出血时，血色鲜红、缓慢渗出。及时准确鉴别出血类型，对选择止血方法有重要价值，但有时受现场的光线等条件的限制，往往难以区分出血类型。

常用的现场止血方法有五种，使用时可根据具体情况选择其中的一种，也可以将几种止血方法结合应用，以达到最快、最有效、最安全的止血目的。

（1）指压动脉止血法

这种方法适用于头部和四肢某些部位的大出血，方法为用手指压迫伤口近心端动脉，将动脉压向深部的骨骼，以阻断血液流通。这是一种不需要任何器械，简便、有效的止血方法，但因为止血时间短暂，常需要与其他方法结合进行。

1）头面部指压动脉止血法，包括：

①指压颞浅动脉，适用于一侧头顶、额部、颞部的外伤大出血，如图 2-6 所示。在伤侧耳前，用一只手的拇指对准下颌关节压迫颞浅动脉，另一只手固定伤员头部。

②指压面动脉，适用于面部外伤大出血，如图 2-7 所示。用一只手的拇指和食指或拇指和中指分别压迫伤员双侧下颌角前约 1 厘米的凹陷处，以阻断面动脉血流。因为面动脉在面部有许多小分支相互吻合，所以必须压迫双侧。

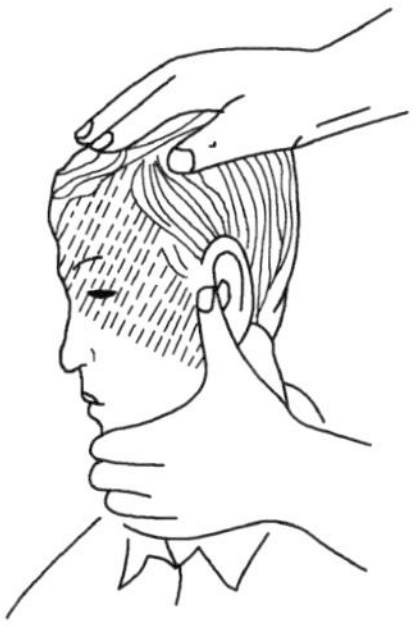

图 2-6　指压颞浅动脉

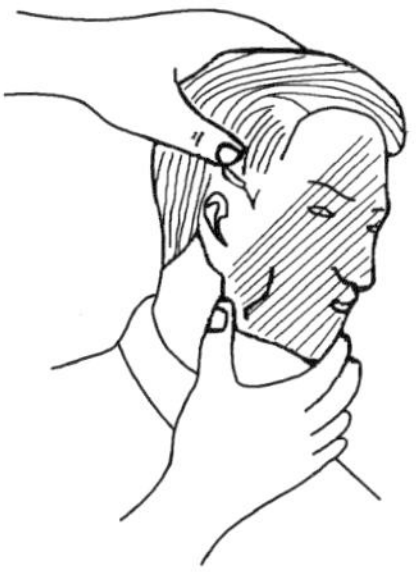

图 2-7　指压面动脉

③指压耳后动脉，适用于一侧耳后外伤大出血，如图 2-8 所示。用一只手的拇指压迫伤侧耳后乳突下凹陷处，阻断耳后动脉血流，另一只手固定伤员头部。

④指压枕动脉，适用于一侧头后枕骨附近外伤大出血，如图 2-9 所示。用一只手的四指压迫耳后与枕骨粗隆之间的凹陷处，阻断枕动脉的血流，另一只手固定伤员头部。

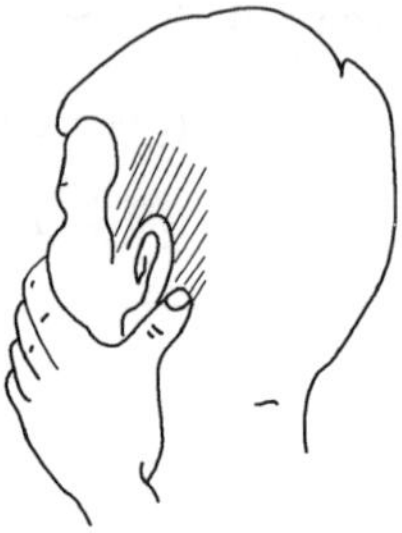

图 2-8　指压耳后动脉

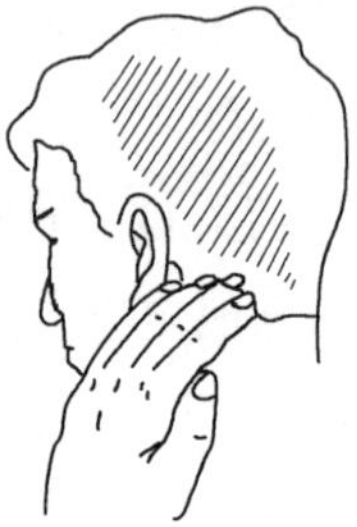

图 2-9　指压枕动脉

2）指压四肢动脉止血法，包括：

①指压肱动脉，适用于一侧肘关节以下部位的外伤大出血，如图 2-10 所示。用一只手的拇指压迫上臂中段内侧，阻断肱动脉血流，另一只手固定伤员前臂。

②指压桡动脉和尺动脉，适用于手部大出血，如图 2-11 所示。双手拇指分别压迫伤侧手腕两侧的桡动脉和尺动脉，以阻断血流。因为桡动脉和尺动脉在手掌部有广泛吻合支，所以必须同时压迫双侧的动脉。

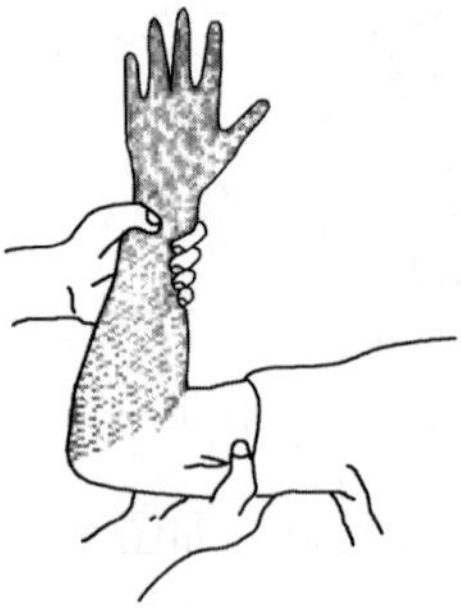

图 2-10　指压肱动脉

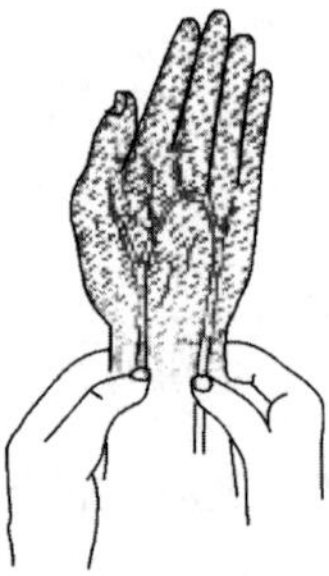

图 2-11　指压桡动脉和尺动脉

③指压指（趾）动脉，适用于手指（脚趾）大出血，如图 2-12 所示。用拇指和食指分别压迫手指（脚趾）两侧的动脉，以阻断血流。

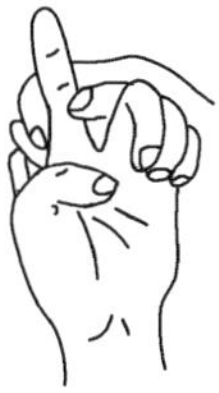
图 2-12　指压指动脉

④指压股动脉，适用于一侧下肢的大出血，如图 2-13 所示。用两手的拇指用力压迫伤肢腹股沟中点稍下方的股动脉，以阻断股动脉血流。此时，伤员应该处于坐位或卧位。

⑤指压胫前、胫后动脉，适用于一侧脚的大出血，如图 2-14 所示。用两手的拇指和食指分别压迫伤足足背中部搏动的胫前动脉及足跟与内踝之间的胫后动脉。

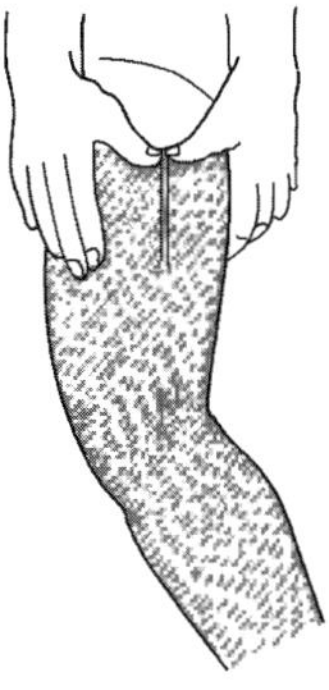
图 2-13　指压股动脉

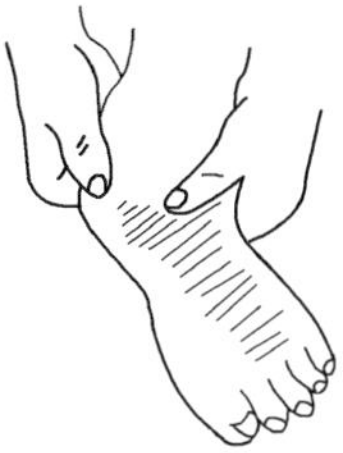
图 2-14　指压胫前、胫后动脉

（2）直接压迫止血法

适用于较小伤口的出血。用无菌纱布直接压迫伤口处，时间约 10 分钟。

（3）加压包扎止血法

适用于各种伤口，是一种比较可靠的非手术止血法。先用无菌纱布覆盖压迫伤口，再用三角巾或绷带用力包扎，包扎范围应该比伤口稍大。这是一种目前最常用的止血方法，在没有无菌纱布时，可使用消毒卫生巾或餐巾等代替。

（4）填塞止血法

适用于颈部和臀部等处较大而深的伤口，如图 2-15 所示。先用镊子夹住无菌纱布塞入伤口内，如一块纱布止不住出血，可再加纱布，最后用绷带或三角巾包扎固定。

注意：颅脑外伤引起的鼻、耳、眼等处出血不能用填塞止血法。

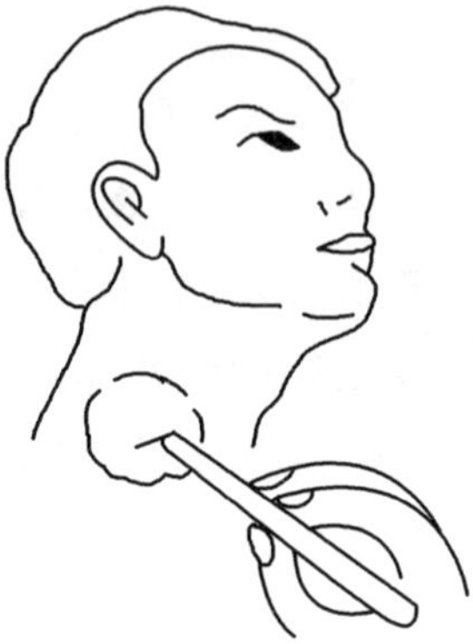

图 2-15　填塞止血法

（5）止血带止血法

止血带止血法只适用于四肢大出血，而且是在其他止血法不能止血时才用此法。止血带有橡皮止血带（橡皮条和橡皮带）、布制止血带（如血压计袖带）和气性止血带，其操作方法各不相同。

1）橡皮止血带止血法，如图 2-16 所示，左手拇指、食指和中指紧握距带端约 10 厘米处，手背向下放在扎止血带的部位，右手持带中段绕伤肢一圈半，然后将止血带塞入左手的食指与中指之间，左手的食指与中指紧夹一段止血带向下牵拉，使之成为一个活结，外观呈 A 形。

2）布制止血带止血法，如图 2-17 所示，将三角巾折成带状或将其他布带绕伤肢一圈打个蝴蝶结；取一根小棒穿在布带圈内，提起小棒拉紧，将小棒依顺时针方向绞紧，将小棒一端插入蝴蝶结环内，最后拉紧活结并与另一头打结固定。

3）气性止血带止血法，常使用血压计袖带，操作方法比较简

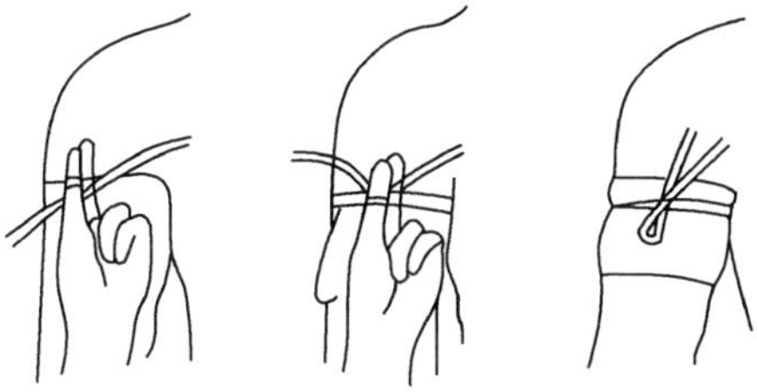

图 2-16　橡皮止血带止血法

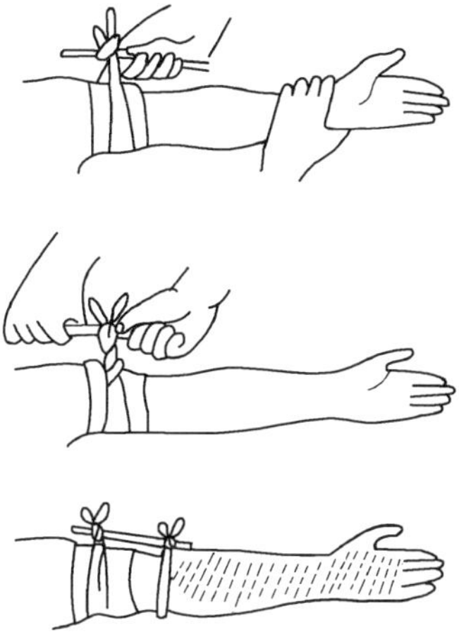

图 2-17　布制止血带止血法

单，只要把袖带绕在需止血的部位，然后打气至伤口停止出血即可。

4）使用止血带的注意事项：

①部位。上臂外伤大出血应扎在上臂上端 1/3 处，前臂或手大出血时应扎在上臂下端，不能扎在上臂靠近肘关节的 1/3 处，因该处神经走行贴近肱骨，易被损伤。下肢外伤大出血应扎在股骨靠近膝关节 1/3 处。

②衬垫。使用止血带的部位应该有衬垫，否则会损伤皮肤。止血带可扎在衣服外面，将衣服当作衬垫使用。

③松紧度。止血带包扎松紧应以出血停止、远心端摸不到脉搏为宜。过松达不到止血目的，过紧则会损伤组织。

④时间。止血带使用时间一般不应超过 5 小时，原则上每小时要放松 1 次，放松时间为 1~2 分钟。

⑤标记。使用止血带者应有明显标记贴在前额或胸前易发现部位，标记上写明绑扎时间。如立即送往医院，可以不做标记。

◎专家提示

血液是维持生命的重要物质，成年人的血容量约占体重的 8%，即 4 000~5 000 毫升，如出血量为总血量的 20%时，会出现头晕、脉搏增快、血压下降、出冷汗、肤色苍白、少尿等症状；如出血量占总血量的 40%时，就会有生命危险。对出血伤员的急救要及时，有时几分钟的拖延就可能危及生命。

14. 如何用绷带包扎伤口?

包扎的目的是保护伤口、减少污染、固定敷料和帮助止血，常用绷带和三角巾进行包扎。无论采用何种包扎方法，均要求达到包好后固定不移动和松紧适度的标准，并尽量注意无菌操作。

绷带包扎有环形包扎法、螺旋包扎法、螺旋反折包扎法、头顶双绷带包扎法和“8”字形包扎法等。包扎时要掌握好“三点一走行”，即绷带的起点、止血点、着力点（多在伤处）和行走方向的顺序，要做到包扎既牢固又不能太紧。

（1）环形包扎法，如图 2-18 所示，将绷带卷放在需要包扎位置稍上方，第一圈稍斜缠绕，第二、三圈作环行缠绕，并将第一圈斜出的旗角压于环行圈内，然后重复缠绕，最后在绷带尾端撕开，打结固定，或用别针、胶布将尾端固定。

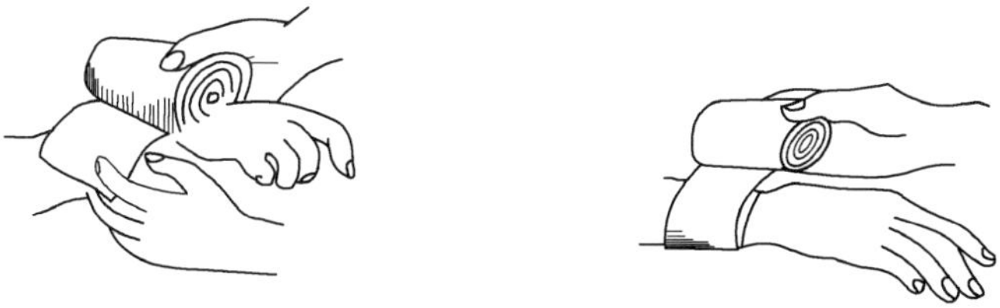

图 2-18　环形包扎法

（2）螺旋包扎法，如图 2-19 所示，先环形包扎数圈，然后将绷带渐渐地斜旋上升缠绕，每圈盖过前圈的 1/3 至 2/3，成螺旋状向近心端缠绕，包扎完毕后将绷带进行固定。

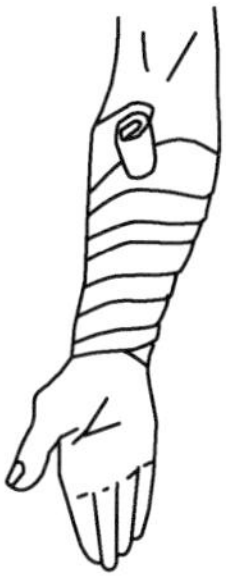

图 2-19　螺旋包扎法

（3）螺旋反折包扎法，如图 2-20 所示，先做两圈环行包扎，再做螺旋形包扎，待到渐粗处，一手拇指按住绷带上缘，另一手将绷带自此点反折向下，此时绷带上缘变成下缘，后圈覆盖前圈 1/3 至 2/3，包扎完成后，再环绕两圈，固定绷带末端。此法主要用于粗细不等的四肢如前臂、小腿或大腿等部位的包扎。

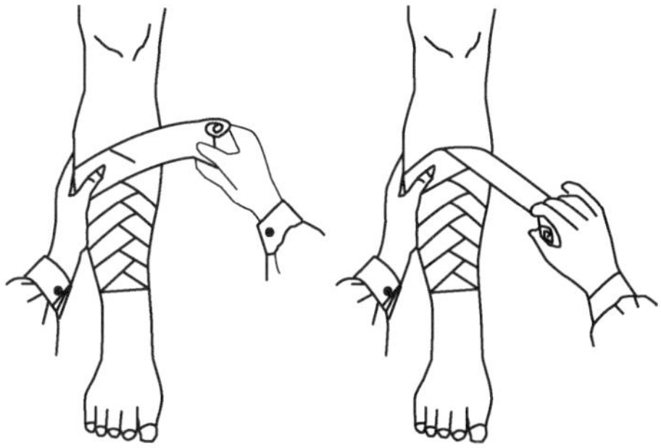

图 2-20　螺旋反折包扎法

（4）头顶双绷带包扎法，如图 2-21 所示，将两条绷带连在一起，打结处包在头后部，分别经耳上向前，于额部中央交叉，将第一条绷带绕经头顶到枕部，第二条绷带反折绕回到枕部，并压住第一条绷带，第一条绷带再从枕部经头顶绕到额部，第二条绷带则从枕部绕到额部，又将第一条绷带压住，如此反复缠绕，形成帽状。

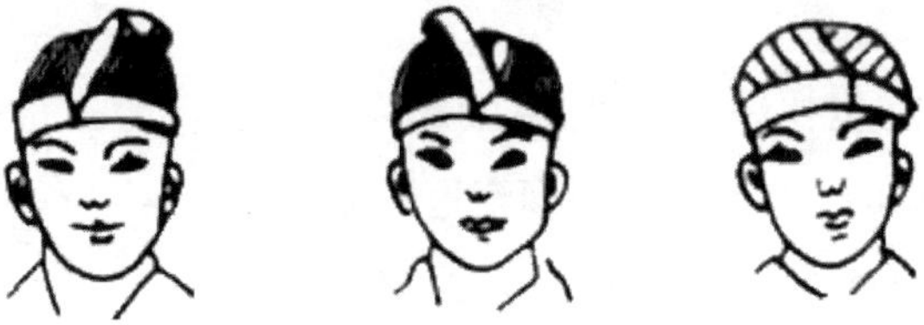

图 2-21　头顶双绷带包扎法

（5）“8”字形包扎法，如图 2-22 所示，于关节上下将绷带一圈向上、一圈向下作“8”字形反复缠绕。此种方法适用于四肢各关节处的包扎，例如锁骨骨折的包扎，目前已经有专门的锁骨固定带可直接应用。

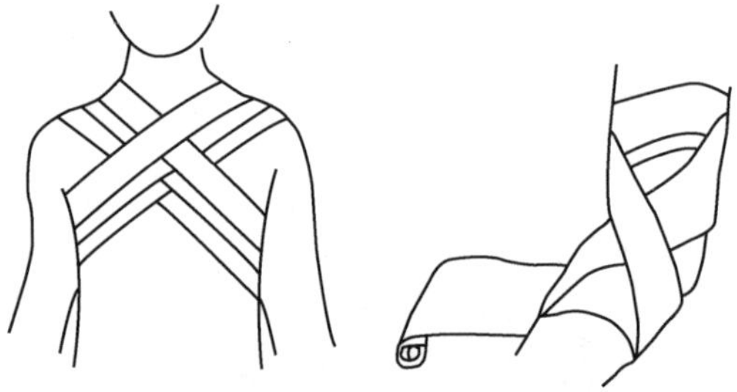

图 2-22　“8”字形包扎法

绷带包扎的注意事项：

（1）在创口处要覆盖无菌敷料，然后从创口远心端向近心端左右缠绕，不要在创口处应用弹力绷带。

（2）包扎伤臂或伤腿时，不要将绷带缠绕过紧，应尽量设法暴露指（趾）尖，以便经常检查肢体血液循环情况。

（3）如果出现绷带过紧的体征（甲床发紫；缠绕绷带的肢体远心端皮肤发紫，有麻感或感觉消失；手指、足趾不能活动），应立即松开绷带，重新缠绕。

（4）绷带不适用于包扎胸、腹、臀、会阴等部位，容易滑脱，一般用于包扎四肢和头部。

15. 如何用三角巾包扎伤口？

三角巾分为普通三角巾、带形三角巾和燕尾式三角巾，如图 2-23 和图 2-24 所示。三角巾包扎操作简捷，且几乎适用全身各个部位。

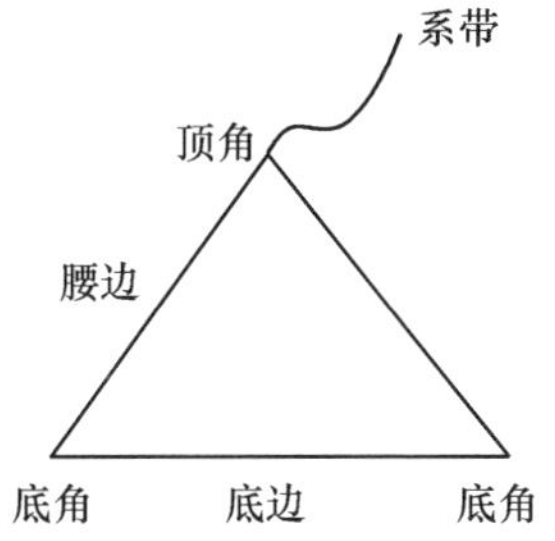

图 2-23 普通三角巾

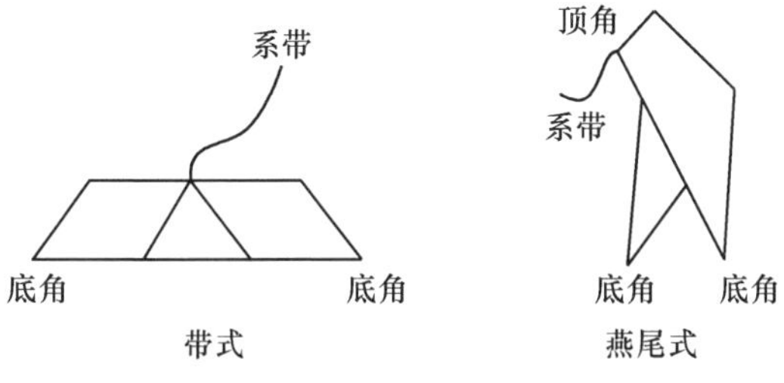

图 2-24 带形三角巾、燕尾式三角巾

（1）三角巾的头面部包扎法

1）三角巾风帽式包扎法，适用于包扎头顶部和两侧面部、枕部的外伤。如图 2-25 所示，先将消毒纱布覆盖在伤口上，将三角巾顶角打结放在前额正中，在底边的中点打结放在枕部，然后两手拉住两底角将下颌包住并交叉，再绕到颈后的枕部打结。

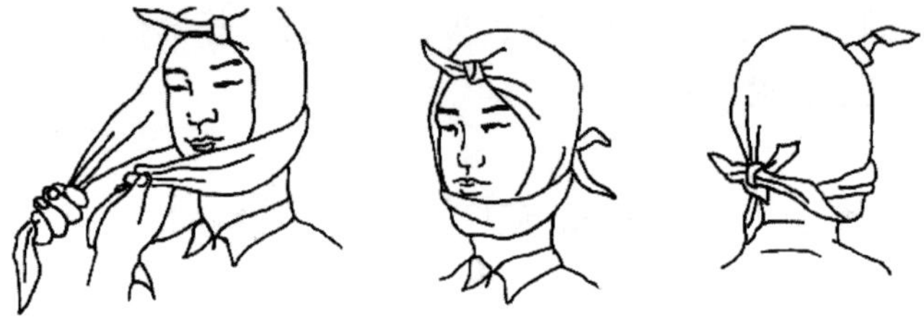

图 2-25　三角巾风帽式包扎法

2）三角巾帽式包扎法，如图 2-26 所示，先用无菌纱布覆盖伤口，然后把三角巾底边的正中点放在伤员眉间上部，顶角经头顶拉到脑后枕部，再将两底角在枕部交叉返回到额部中央打结，最后拉紧顶角并反折塞在枕部交叉处。

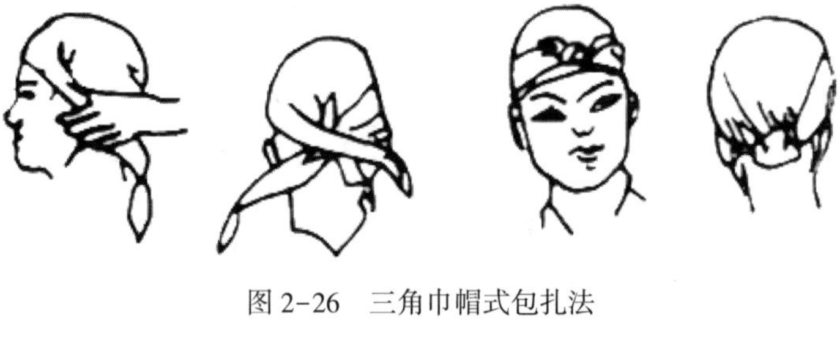

图 2-26　三角巾帽式包扎法

3）三角巾面具式包扎法，适用于面部较大范围的伤口，如面部烧伤或较广泛的软组织伤，如图 2-27 所示。方法是将三角巾一折为二，顶角打结放在头顶正中，两手拉住底角罩住面部，然后两底角拉向枕部交叉，最后在前颏部打结。在眼、鼻和口处提起三角巾剪出小孔。

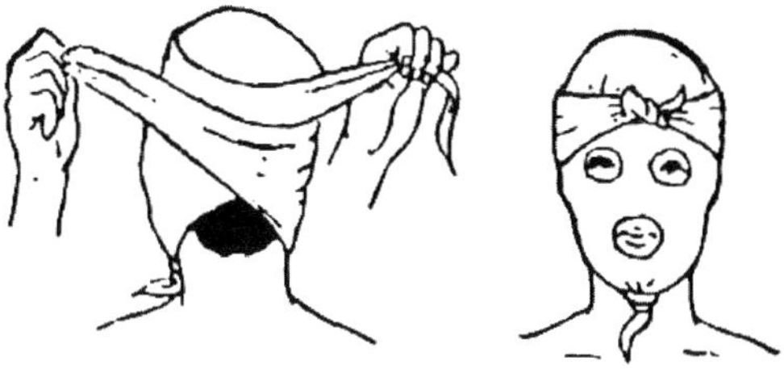

图 2-27　三角巾面具式包扎法

4）单眼三角巾包扎法，如图 2-28 所示，将三角巾折成带状，其上 1/3 处盖住伤眼，下 2/3 从耳下端绕经枕部向健侧耳、上额部并压住上端带巾，再绕经伤侧耳上、枕部至健侧耳上与带形三角巾另一端在健耳上方打结固定。

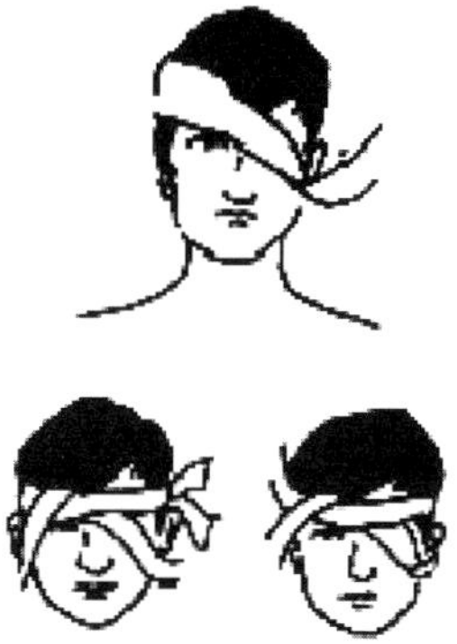

图 2-28　单眼三角巾包扎法

5）双眼三角巾包扎法，如图 2-29 所示，将无菌纱布覆盖在伤眼上，用带形三角巾从头后部向前拉，从眼部交叉，再绕向枕下部打结固定。

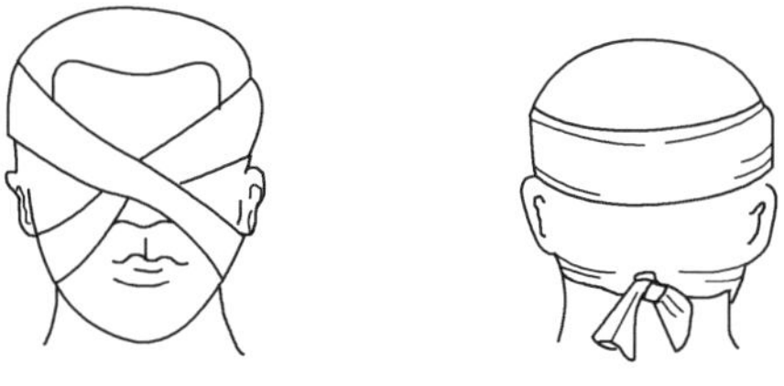

图 2-29　双眼三角巾包扎法

6）下颌、耳部、前额或颞部小范围伤口三角巾包扎法，如图 2-30 所示，先将无菌纱布覆盖在伤部，将带形三角巾放在下颌处，两手持带形三角巾两底角经双耳分别向上提，长的一端绕头顶与短的一端在颞部交叉，然后将短端绕经枕部、对侧耳上至颞侧与长端打结固定。

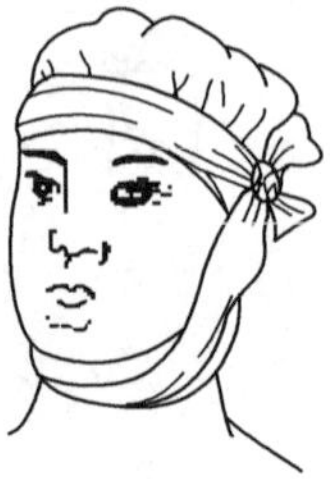

图 2-30　下颌三角巾包扎法

（2）胸背部三角巾包扎法

如图 2-31 所示，三角巾底边向下，绕过胸部以后在背后打结，其顶角放在伤侧肩上，系带穿过三角巾底边并打结固定。如为背部受伤，包扎方向相同，只要在前、后面交换位置即可。若为锁骨骨折，则用两条带形三角巾分别包绕两个肩关节，在后背打结固定，再将三角巾的底角向背后拉紧，在两肩过度后张的情况下，于背部打结，如图 2-32 所示。

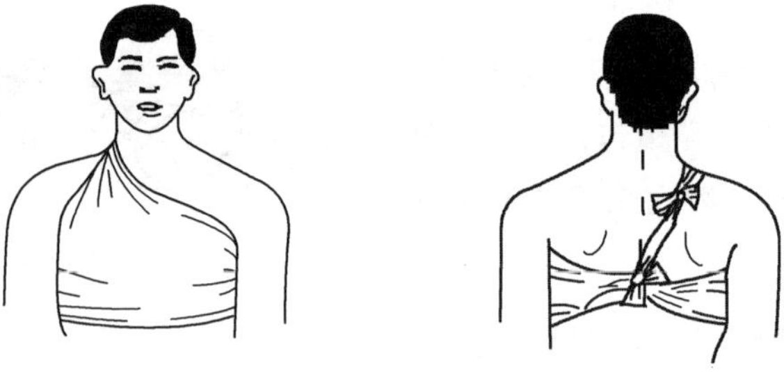

图 2-31　胸背部三角巾包扎法

（3）上肢三角巾包扎法

如图 2-33 所示，先将三角巾平铺于伤员胸前，顶角对着肘关节稍外侧，与肘部平行，屈曲伤肢，并压住三角巾，然后将三角巾下端提起，两端绕到颈后打结，顶角反折用别针固定。

（4）肩部三角巾包扎法

如图 2-34、图 2-35 所示，先将三角巾放在伤侧肩上，顶角朝下，两底角拉至对侧腋下打结，然后救护人员一手持三角巾底边中

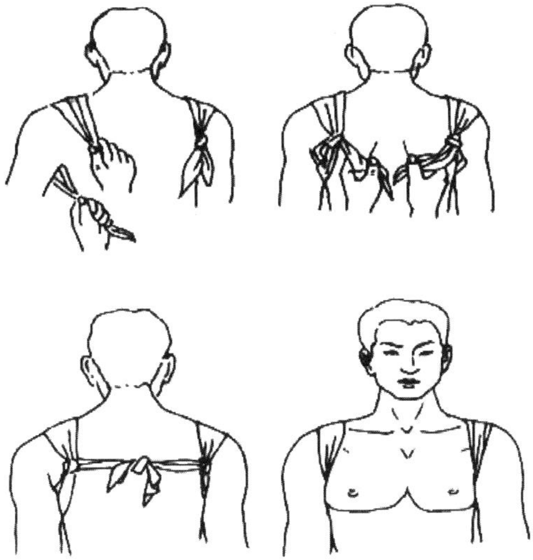

图 2-32　锁骨骨折三角巾包扎法

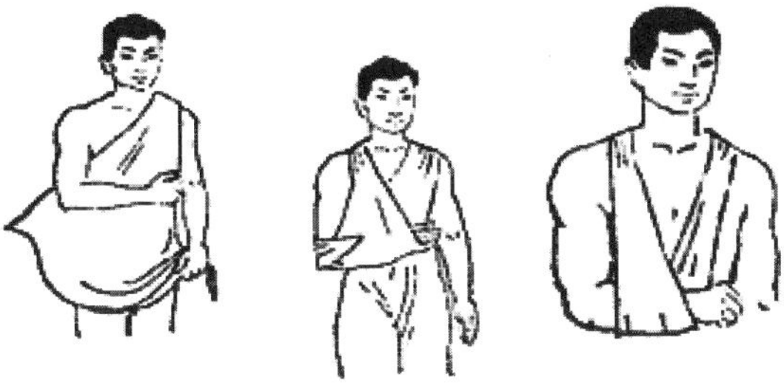

图 2-33　上肢三角巾包扎法

点，另一手持顶角将三角巾提起拉紧，再将三角巾底边中点由前向下、向肩后包绕，最后顶角与三角巾底边中点于腋窝处打结固定。

（5）单胸三角巾包扎法

如图 2-36 所示，将三角巾顶角对准肩缝，盖住伤部，底边向上反折至肋弓下方围绕胸部至背部，两底角在背后与顶角系带打结固定。

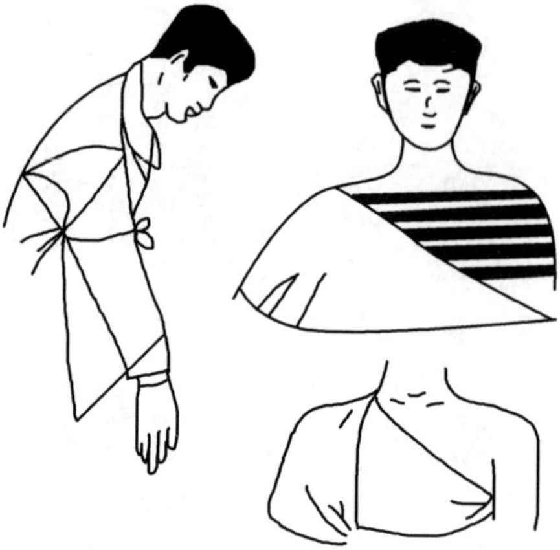

图 2-34　单肩三角巾包扎法

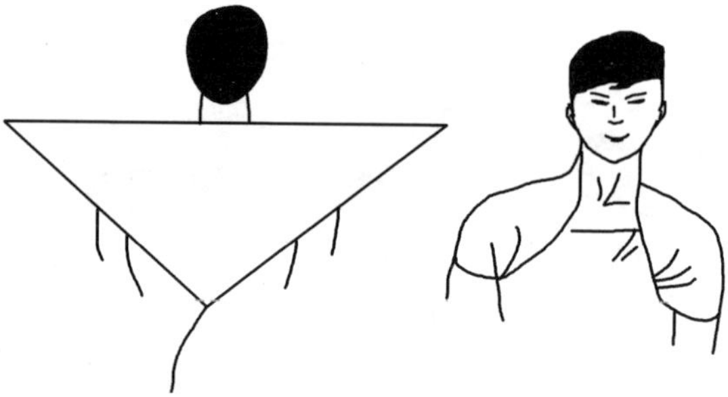

图 2-35　双肩三角巾包扎法

（6）双胸三角巾包扎法

如图 2-37 所示，将三角巾一底角对准肩部，顶角系带围腰在对侧底边中央打结，上翻另一个底角盖住胸部，在背后呈“V”形打结固定。

（7）腋窝三角巾包扎法

如图 2-38 所示，先在伤侧腋窝下垫消毒纱布，用带形三角巾中间压住敷料，并将两端向上提，于肩部交叉，经胸背部斜向对侧腋下

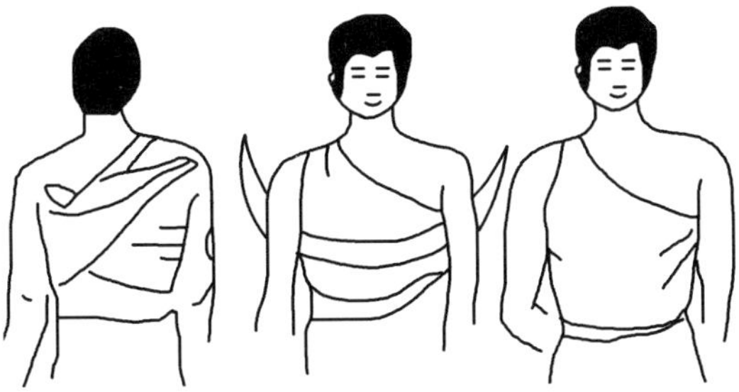

图 2-36 单胸三角巾包扎法

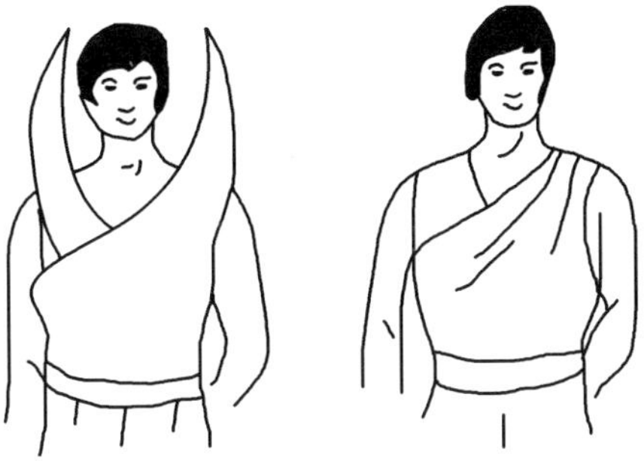

图 2-37 双胸三角巾包扎法

打结。

（8）下腹及会阴部三角巾包扎法

如图 2-39 所示，将三角巾底边包绕腰部打结，顶角兜住会阴部在臀部打结固定。或将两条三角巾顶角打结，连接结放在伤员腰部正中，上面两端围腰打结，下面两端分别缠绕两大腿根部并与相对底边打结。

（9）单臀三角巾包扎法

如图 2-40 所示，将三角巾顶角盖住臀部，顶角系带在裤袋底处围腿绕住，下侧底角上翻至对侧腰部和另一底角在健侧髂骨上打结固定。

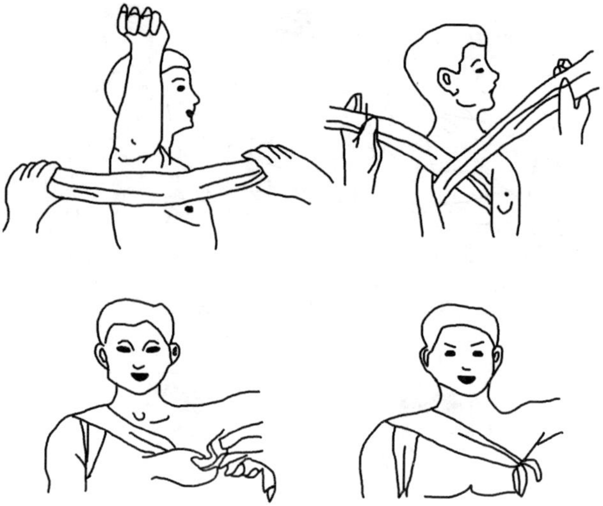

图 2-38　腋窝三角巾包扎法

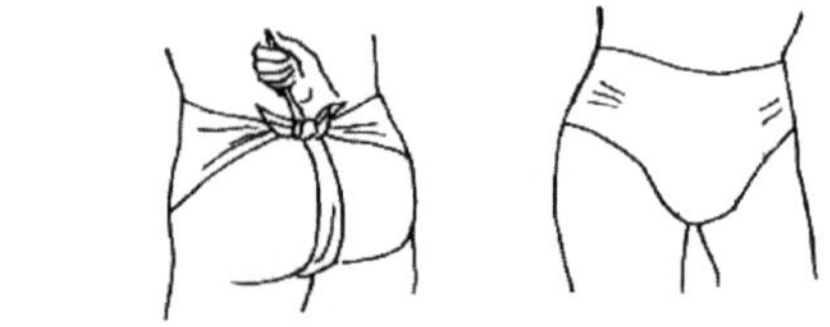

图 2-39　下腹及会阴部三角巾包扎法

（10）双臀三角巾包扎法

如图 2-41 所示，将两条三角巾的顶角连结在一起，放在双臀缝的稍上方（见图 2-41a），然后将上面两底角由臀后绕到腹前打结，下面两底角分别从大腿内侧向前拉，在腹股沟部与三角巾的底边打一

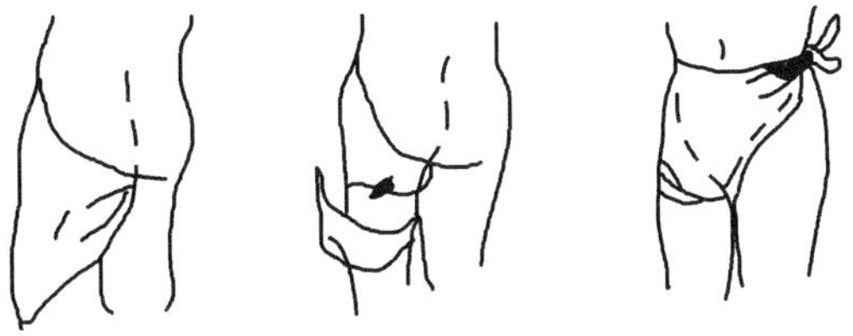

图 2-40　单臀三角巾包扎法

假扣结（见图 2-41b）。这种式样类似于开裆裤，既可以保护伤口，又便于伤员大小便，背后式样如图 2-41c 所示。

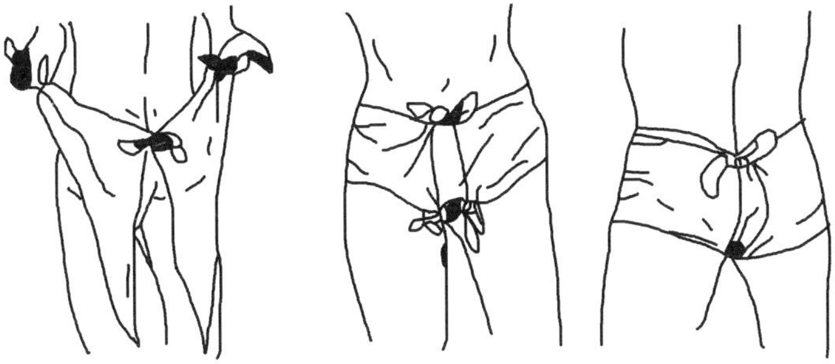

a)　　b)　　c)

图 2-41　双臀三角巾包扎法

（11）膝（肘）关节三角巾包扎法

如图 2-42、图 2-43 所示，将三角巾折成四指宽，盖住膝（肘）关节，在膝（肘）窝处交叉后，两端返绕膝（肘）关节，在外侧打结。

（12）手部三角巾包扎法

如图 2-44 所示，将三角巾对折，手放在三角巾中间，中指对准顶角，将顶角上翻盖住手背，然后两角在手背交叉，围绕腕关节在手背上打结。

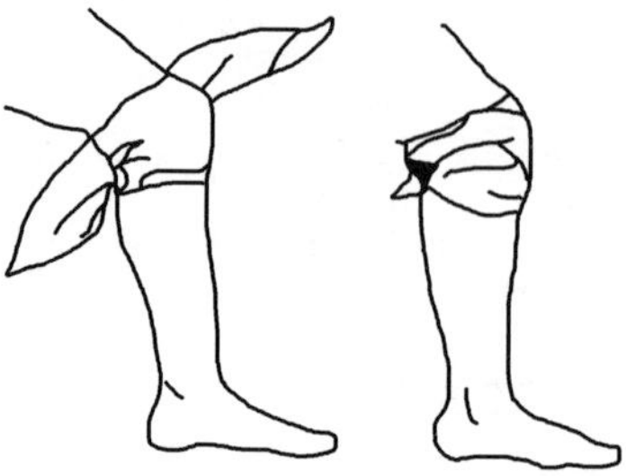

图 2-42　膝关节三角巾包扎法

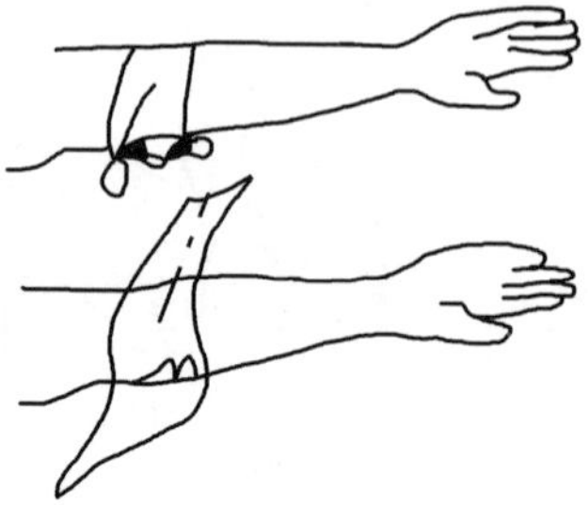

图 2-43　肘关节三角巾包扎法

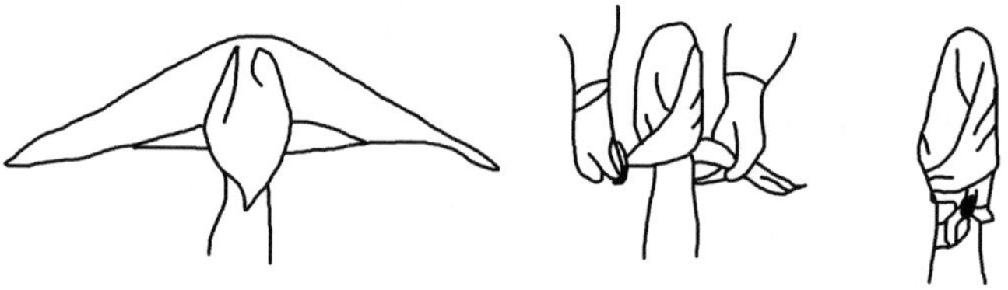

图 2-44　手部三角巾包扎法

（13）残肢三角巾包扎法

先用无菌纱布包裹残肢，将三角巾铺平，残肢放在三角巾上，使其对着顶角，并将顶角反折覆盖残肢，再将三角巾底角交叉，绕残肢打结。

16. 如何搬运伤员？

搬运伤员的方法是院外急救的重要技术之一。搬运的目的是使伤员迅速脱离危险地带，纠正伤员的病态体位，减少痛苦，防止受到再次伤害。搬运伤员的方法应根据现场的器材和人力而选定。

（1）徒手搬运

1）单人搬运法，适用于伤势较轻的伤员，采取扶行、手抱、背驮或肩扛等方法进行搬运，如图 2-45 所示。

2）双人搬运法，一人搬托伤员双下肢，一人搬托腰部。在不影响

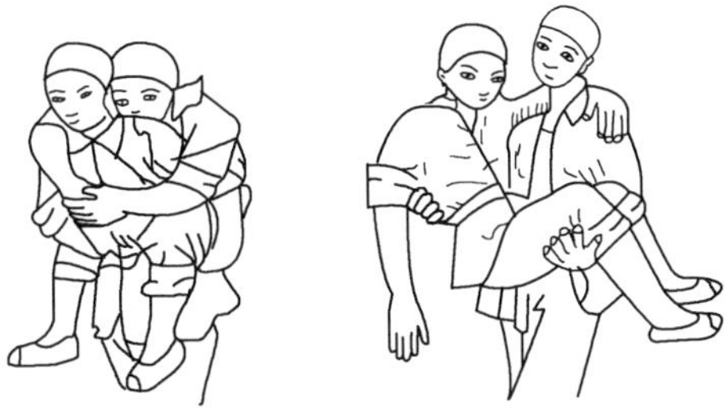

图 2-45　单人搬运法

病伤的情况下，还可用轿式、椅式和拉车式搬运，如图 2-46 所示。

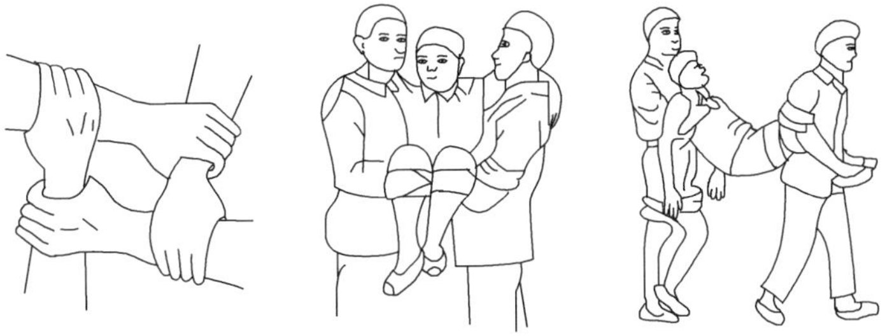

a)　　b)　　c)

图 2-46　双人搬运法

a）轿式　b）椅式　c）拉车式

3）三人搬运法，对疑有胸椎、腰椎骨折的伤员，应由三人配合搬运。一人托住伤员肩胛部，一人托住臀部和腰部，一人托住双下肢，三人同时将伤员轻轻抬放到硬板担架上。

4）多人搬运法，向担架上搬运脊椎受伤的伤员时，应由 4~6 人一起搬运，1~2 人负责头部的牵引固定，使头部始终保持与躯干在同一水平线，1~2 人托住臂背，2 人托住双下肢，协调地将伤员平直地放到担架上，并在颈部、腋窝处放置小枕头，头部两侧用软垫或沙袋固定，如图 2-47 所示。

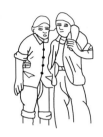

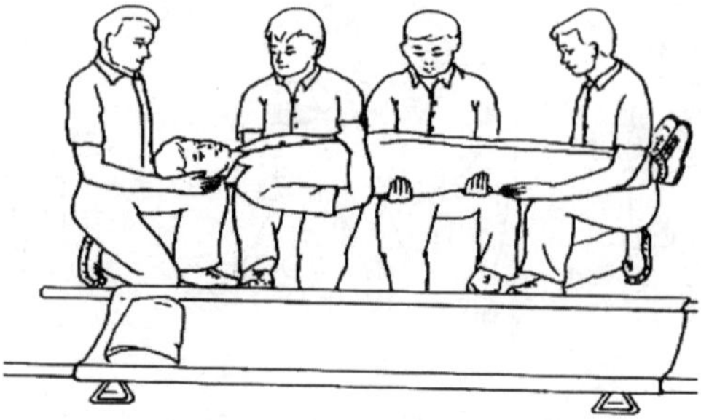

图 2-47　多人搬运法

（2）担架搬运

当现场没有担架而又需要担架搬运伤员时，需自制担架。

1）用木棍制作担架，如图 2-48 所示，将两根长 2~2.3 米的木棍或竹竿平行放置，两棍中间用绳索反复缠绕即可。

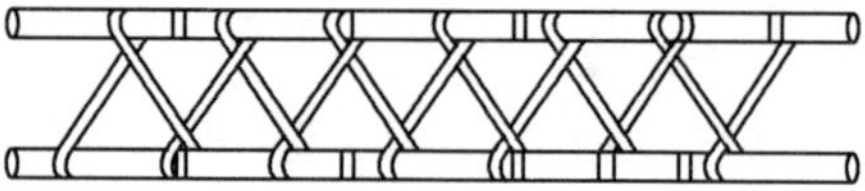

图 2-48　木棍制作担架

2）用上衣制作担架，如图 2-49 所示，将两根长 2~2.3 米的木棍或竹竿穿入两件上衣的袖筒中即可，常在没有绳索的情况下使用此法。

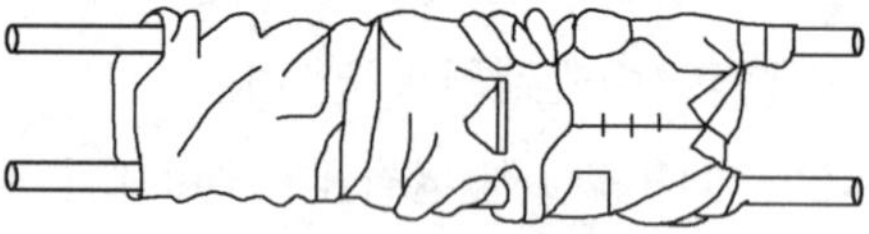

图 2-49　上衣制作担架

3）用椅子制作担架，如图 2-50 所示，将两把扶手椅的椅背对接，用绳索固定对接处即可。

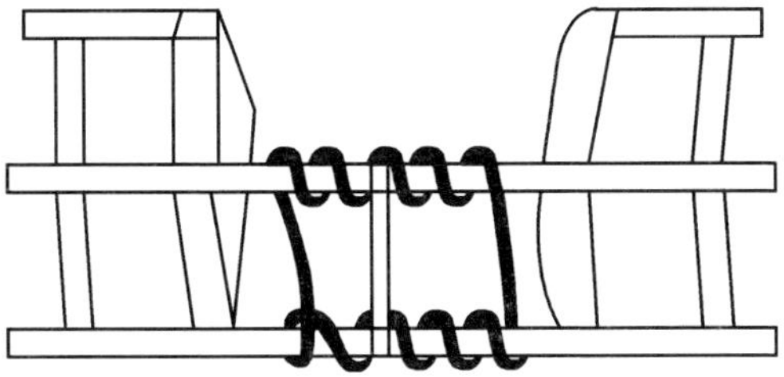

图 2-50　用椅子制作担架

4）担架的其他制法如下。

材料：两根木棍、一块毛毯或床单、较结实的长线（铁丝也可）。

方法：第一步，将木棍放在毛毯中央，毯的一边折叠，与另一边重合；第二步，毛毯重合的两边包住另一根木棍；第三步，将两根木棍边的毯子缝合，然后将包裹另一根木棍的毯子两边缝合，即制作完成，如图 2-51 所示。

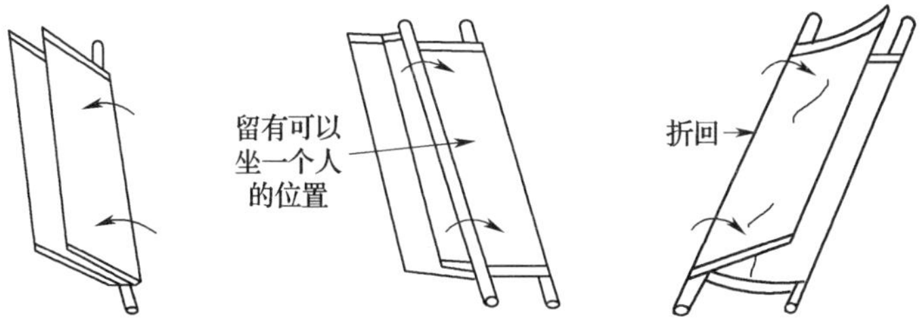

图 2-51　用毯子缝制担架

（3）车辆搬运

车辆搬运受气候条件影响小，速度快，能及时将伤员送到医院抢救，尤其适合较长距离运送。轻伤者可坐在车上，重伤者可躺在车里的担架上，但重伤者最好用救护车转送。上车后，一般伤员取仰卧位，胸部有伤的伤员取半卧位，颅脑受伤的伤员应将头偏向一侧。

车辆搬运时的注意事项：

1）必须先对伤员进行急救，妥善处理后才能搬运。

2）运送时尽量不摇动伤员的身体。若遇脊椎受伤者，应将其身体固定在担架上，用硬板担架搬运，切忌一人抱胸、一人搬腿的双人搬运法，因为这样搬运易加重脊柱损伤。

3）运送伤员时，随时观察其呼吸、体温、出血、面色变化等情况，注意伤员的姿势，并注意给伤员保暖。

4）在人员、器材未准备完好时，切忌随意搬运伤员。

5）无论以上述何种方式搬运伤员，在途中都要平稳驾驶，切忌颠簸。

第三部分 急性中毒的现场急救

17. 急性中毒急救应遵循什么原则？

急性中毒具有起病急、症状严重、病情进展迅速的特点，因此一旦急性中毒，必须进行紧急处理。急性中毒的急救原则应突出四个字，即“快”“稳”“准”“动”，“快”即急救迅速，分秒必争；“稳”即救护人员在急救过程中应沉着、镇静、果断；“准”即准确判断病情，不要采用错误方法急救；“动”即动态观察，根据中毒者出现的症状，判断所用措施是否对症。

◎专家提示

某种物质进入人体后，通过生物化学或生物物理作用，使组织功能紊乱或结构损害，引起机体病变称为中毒，能使机体中毒的物质称为毒物。但毒物的概念是相对的，治疗药物在过极量时可产生毒性作用，而某些毒物在小剂量时有一定治疗作用。一般将较小剂量就能危害人体的物质称为毒物。一定毒物在短时间内进入机体，产生一系列的病理生理变化，甚至危及生命的现象称为急性中毒。

毒物的吸收途径有：

(1) 消化道吸收。以毒物经口服、灌肠、灌胃等方式进入消化道最为常见，主要通过小肠吸收。

（2）呼吸道吸收。呼吸道吸入气态、雾状的毒物，如一氧化碳、硫化氢、雾状农药等。

（3）皮肤、黏膜吸收。皮肤吸收有机磷（农药）、乙醚等，黏膜吸收砷化合物。

（4）血液直接吸收。如直接将毒物注射至体内，毒蛇、犬类咬伤等。

18. 如何快速判断中毒物质?

要判断人员是否中毒并快速确定中毒物质，通常我们可以从中毒者呼出气体的气味、呕吐物的气味或其他体征来做出判断。

（1）气味

1）蒜臭味：有机磷农药，磷、砷化合物；

2）酒味：乙醇（酒精）及其他醇类化合物；

3）苦杏仁味：氰化物及含氰苷的果仁、硝基苯；

4）酮味（刺鼻甜味）：丙酮、三氯甲烷（氯仿）、指甲油去除剂；

5）辛辣味：氯乙酰乙酯；

6）香蕉味：乙酸乙酯、乙酸异戊酯等；

7）梨味：水合氯醛；

8）酚味（特殊的芳香气味）：苯酚、来苏尔；

9）氨味（刺激性臭味）：氨水、硝酸铵；

10）其他特殊气味：煤油、汽油等。

（2）皮肤黏膜

1）樱桃红：氰化物、一氧化碳；

2）潮红：乙醇（酒精）、阿托品类、抗组胺类；

3）绀紫：亚硝酸盐、氮氧化合物、含亚硝酸盐的植物、氯酸盐、磺胺、非那西丁、苯的氨基与硝基化合物、对苯二酚；

4）紫癜：毒蛇和毒虫咬伤、硫酸盐；

5）黄疸：四氯化碳、砷化合物、磷化合物、蛇毒、毒蕈、肝毒物；

6）多汗：有机磷类毒物、毒蕈、毒扁豆碱、毛果芸香碱、吗啡、消炎痛（吲哚美辛）、硫酸盐；

7）无汗：抗胆碱药（如阿托品类）、失能性毒剂、曼陀罗等茄科植物（以下简称曼陀罗）；

8）红斑：芥子气、氮芥、路易氏剂、光气肟。

（3）眼

1）瞳孔缩小：有机磷类毒物、毒扁豆碱、毛果芸香碱、阿片类、巴比妥类、氯丙嗪类；

2）瞳孔扩大：抗胆碱药、曼陀罗、失能性毒剂、抗组胺类、苯丙胺、可卡因；

3）眼球震颤：苯妥英钠、巴比妥类；

4）视力障碍：有机磷类毒物、甲醇、肉毒毒素、苯丙胺；

5）视幻觉：麦角酸二乙酰胺、抗胆碱药、曼陀罗、失能性毒剂。

（4）口腔

1）流涎：有机磷类毒物、毒蕈、毒扁豆碱、毛果芸香碱、砷化合物、汞化合物；

2）口干：抗胆碱药、曼陀罗、失能性毒剂、抗组胺类、苯丙胺、麻黄碱。

（5）神经系统

1）嗜睡、昏迷：巴比妥类和其他镇静安眠药、抗组胺类、抗抑郁药、醇类、阿片类、有机磷类毒物、有机溶剂（苯、汽油等）；

2）肌肉颤动：有机磷类毒物、毒扁豆碱、毒蕈；

3）抽搐惊厥：有机磷类毒物、毒扁豆碱、毒蕈、抗组胺类、氯化烃类、氰化物、肼类化合物、士的宁、三环类抗抑郁制剂、柳酸盐、呼吸兴奋剂、氟乙酰胺；

4）谵妄：抗胆碱药、失能性毒剂、曼陀罗、安眠酮、水合氯醛、硫酸盐；

5）瘫痪：箭毒、肉毒毒素、高效镇痛剂、可溶性钡盐。

（6）消化系统

1）呕吐：有机磷类毒物、毒扁豆碱、毒蕈、重金属盐类、腐蚀性毒物；

2）腹绞痛：有机磷类毒物、毒蕈、重金属盐类、斑蝥、乌头碱、巴豆、砷化合物、汞化合物、腐蚀性毒物；

3）腹泻：有机磷类毒物、毒蕈、砷化合物、汞化合物、巴豆、蓖麻子。

（7）循环系统

1）心动过速：抗胆碱药、失能性毒剂、曼陀罗、拟肾上腺素类药、甲状腺片、可卡因、醇类；

2）心动过缓：有机磷类毒物、毒扁豆碱、毛果芸香碱、毒蕈、乌头碱、可溶性钡盐、毛地黄类、β受体阻断剂、钙拮抗剂；

3）血压升高：拟肾上腺素类药、有机磷类毒物；

4）血压下降：亚硝酸盐类、氯丙嗪类、降压药。

（8）呼吸系统

1）呼吸加快：呼吸兴奋剂、抗胆碱药、曼陀罗、失能性毒剂；

2）呼吸减慢：阿片类、镇静安眠药、有机磷类毒物、蛇毒、高效镇痛剂；

3）哮喘：刺激性气体、有机磷类毒物；

4）肺水肿：有机磷类毒物、毒蕈、窒息性气体（光气、硫化氢、磷化氢、氯气、氯化氢、二氧化硫、氨气等）、硫酸二甲酯。

（9）尿色

1）血尿：磺胺、毒蕈、氯胍、酚类、斑蝥；

2）葡萄酒色：苯胺、硝基苯；

3）蓝色：姜蓝；

4）棕黑色：酚类、亚硝酸盐；

5）棕红色：安替比林、辛可芬、山道年；

6）绿色：麝香草酚。

19. 急性中毒的处理原则有哪些？

急性中毒情况危重时，首先应迅速对中毒者呼吸、循环功能、生命体征进行检查，并采取必要的紧急治疗措施。

（1）立即阻断接触毒物

毒物由呼吸道或皮肤进入机体时，应立即将中毒者带离中毒现场，将其转移至空气新鲜的地方，迅速脱去受污染的衣物，清洁接触毒物部位的皮肤、黏膜。若毒物由胃肠道进入机体，中毒者应立即停止服用。

（2）清除尚未吸收的毒物

清除胃肠道尚未吸收的毒物，常用催吐法或洗胃法。尽早清除毒物可使中毒者的病情明显改善。

（3）促进已吸收毒物的排出

血液透析和血液灌流一般用于中毒严重、血液中毒物浓度明显增高、昏迷时间长、有并发症、经支持疗法而情况日趋恶化的中毒者。

（4）应用特殊解毒药物

1）金属中毒解毒药物。

①依地酸二钠钙：用于治疗铅中毒。

②二巯丙醇：用于治疗砷、汞中毒。

③二巯丙磺酸钠：用于治疗汞、砷、铜、锑等中毒。

④二巯丁二钠：用于治疗锑、铅、汞、砷、铜等中毒。

2）高铁血红蛋白血症解毒药物。小剂量亚甲基蓝（美蓝）用于治疗亚硝酸盐、苯胺、硝基苯等中毒引起的高铁血红蛋白血症。

3）氰化物中毒。氰化物中毒一般采用亚硝酸盐—硫代硫酸钠疗法。

4）有机磷农药中毒解毒药物。有机磷农药中毒可使用阿托品类、碘解磷定等解毒。

5）中枢神经抑制剂中毒解毒药物。

①纳洛酮：纳洛酮是阿片类麻醉药的解毒药。

②氟马西尼：氟马西尼是苯二氮䓬类中毒的拮抗药。

20. 发生急性中毒时如何急救？

中毒者中毒后，可分除毒、解毒和对症救护三步进行急救，同时，及时给予生命支持。

（1）除毒

1）中毒者吸入毒物后，应立即将将带离中毒现场，转移至空气新鲜的地方，解开衣领，以保持呼吸道的通畅。中毒者昏迷时，如有义齿要取出，并将舌头牵引出来，以防舌后坠堵塞声门。

2）脱去中毒者被污染的衣物，彻底清洗皮肤、毛发，常用流动清水或温水反复冲洗身体，以清除沾染的毒性物质。有条件者，可用1%的乙酸或1%~2%的稀盐酸、酸性果汁冲洗碱性毒物；3%~5%的碳酸氢钠溶液或石灰水、小苏打水、肥皂水冲洗酸性毒物；敌百虫中毒忌用碱性溶液冲洗。

3）清除眼内毒物。迅速用0.9%的生理盐水或清水冲洗5~10分钟。酸性毒物用2%的碳酸氢钠溶液冲洗，碱性中毒用3%的硼酸溶液冲洗。然后可点0.25%的氯霉素眼药水，或0.5%的金霉素眼药膏以防止感染。无药液时，用微温清水冲洗亦可。

4）口服毒物的急救。对于已经明确属口服毒物的神志清醒的中毒者，应马上采取措施，使毒物从体内排出。

①催吐。首先让中毒者取坐位，上身前倾并饮水300~500毫升，然后嘱中毒者弯腰低头，面部朝下，救护人员站在中毒者身旁，手心朝向中毒者面部，将中指伸到中毒者口中（若留有长指甲须剪短），用中指指肚向上钩按中毒者软腭（口腔上壁的后部），按压软腭造成的刺激可以促使中毒者呕吐。呕吐后让中毒者饮水并再刺激中毒者软腭使其呕吐，如此反复操作，直至中毒者吐出的是清水为止。也可用羽毛、筷子、压舌板代替手指触摸咽部催吐。催吐可在发病现场进行，也可在送医院的途中进行，总之越早越好。有条件者还可服用1%的硫酸锌溶液50~100毫升。必要时皮下注射5毫克阿扑吗啡（去水吗啡）注射液。

对下列情况不能实施催吐：口服强酸、强碱等腐蚀性毒物者；吞服石油蒸馏物者；已发生昏迷、抽搐、惊厥者；中毒者为严重心脏病、食道胃底静脉曲张、胃溃疡、主动脉夹层动脉瘤患者，孕妇。

②洗胃。适用于催吐无效或口服非腐蚀性毒物6小时内者。但安

眠、镇静剂中毒会引起胃肠蠕动减弱，即使服用超过 6 小时，部分毒物仍可滞留于胃内，多数仍有洗胃的必要。对于神志清醒的中毒者，洗胃越快越好；但对于神志不清、惊厥抽动、休克、昏迷者忌洗胃。吞服强腐蚀性毒物的中毒者，插胃管可能引起消化道穿孔或大出血，一般不宜进行；食道静脉曲张患者也不宜洗胃。洗胃只能在医生指导下进行。洗胃液体一般用清水，如条件许可，亦可用无强烈刺激性化学液体破坏或中和胃中毒物。常用的洗胃液体：

a. 保护胃黏膜剂：吞服腐蚀性毒物后，可服用牛奶、蛋清、米汤、植物油等保护胃黏膜。

b. 溶剂：饮入脂溶性毒物，如汽油、煤油等有机溶剂时，可选用液态石蜡作为洗胃液体。

c. 吸附剂：活性炭由胃管灌入可吸附多种毒物。

d. 解毒药：用 1∶5 000 高锰酸钾液洗胃，可解生物碱、蕈类中毒。

e. 中和剂：吞服强酸时可用弱碱，如镁乳、氢氧化铝凝胶等中和剂洗胃，不可用碳酸氢钠，因其遇酸后可生成二氧化碳，使胃肠充气鼓胀，有造成穿孔的危险。强碱中毒可用食醋、果汁等弱酸类物质洗胃。

f. 沉淀剂：有些化学物质与毒物作用，生成溶解度低、毒性小的物质，因而可用作洗胃液体。如氟化物或草酸盐中毒时，可用乳酸钙溶液或葡萄糖酸钙溶液洗胃，生成氟化钙或草酸钙沉淀。

③灌肠。清洗肠内毒物，防止吸收。腐蚀性毒物中毒可灌入蛋清、米汤、淀粉糊、牛奶等，以保护胃肠黏膜，延缓毒物的吸收；口服炭末、白陶土有吸附毒物的功能；如由皮下、肌内注射引起的中毒，时间还不长，可在原针孔处周围肌内注射 1%的肾上腺素 0.5 毫

克以延缓吸收。

④导泻。应用泻药的目的是清除进入肠道的毒物。导泻常用盐类泻药，如硫酸钠或硫酸镁 15~30 克加水 200 毫升，口服或用胃管灌入。镁离子对中枢神经系统有抑制作用，肾功能不全或昏迷的中毒者及磷化锌和有机磷中毒晚期中毒者均不宜使用。一般不用油类泻药，以防促进脂溶性毒物的吸收。

5）以下方法可促使已到体内的毒物的排出。

①利尿排毒。大量饮水、喝茶水都有利尿排毒作用；也可口服呋塞米（速尿）20~40 毫克。

②静脉注射排毒。将 40~60 毫升 5%的葡萄糖液中加入 500 毫克维生素 C 静脉滴注。

③换血排毒。此种方法常用于毒性极大的氰化物、砷化物中毒，具体做法为将中毒者的血液换成同血型健康人的血。

④透析排毒。在医院可做血液腹膜透析、结肠透析以清除毒物。

6）镇静和保暖是抢救过程中减少耗氧的极为重要的环节，常肌内注射镇静药物非那根 25 毫克、安定 10 毫克。

（2）解毒和对症急救

解毒和对症急救需在医院进行。

（3）给予中毒者生命支持

在医生到达之前或在送中毒者去医院途中，对已发生昏迷的中毒者采取正确体位，防止窒息；对已发生心跳、呼吸停止的中毒者实施心肺复苏等。

21. 刺激性气体中毒时如何急救?

吸入过量刺激性气体可引起以呼吸道刺激、炎症乃至肺水肿为主要表现的疾病状态，称为刺激性气体中毒。

（1）常见的刺激性气体

1）酸类和成酸化合物，如硫酸、盐酸、硝酸、氢氟酸等酸雾；成酸氧化物（酸酐），如二氧化硫、二氧化氮、五氧化二氮、五氧化二磷等；成酸氢化物，如氟化氢、氯化氢、溴化氢、硫化氢等。

2）氨和胺类化合物，如氨、甲胺、乙胺、乙二胺、乙烯胺等。

3）卤素及卤素化合物，以氯气及含氯化合物（如光气）最为常见。近年有机氟化物中毒亦有增多，如八氟异丁烯、二氟一氯甲烷裂解气、氟利昂、聚四氟乙烯热裂解气等。

4）金属或类金属化合物，如氧化镉、羰基镍、五氧化二钒等。

5）酯、醛、酮、醚等有机化合物，前二者的化合物刺激性尤强，如硫酸二甲酯、甲醛等。

6）化学武器，如刺激性毒剂（苯氯乙酮、亚当氏毒气等）、糜烂性毒剂（芥子气、氮芥气）等。

7）其他，如臭氧常被用作消毒剂、漂白剂、强氧化剂。空气中的氧在高温或短波紫外线照射下也可转化为臭氧，最常见于氩弧焊、X 光机、紫外线灯管、复印设备等工作中。现代建筑材料、家具、室内装饰中已广泛采用高分子聚合物，故其失火烟雾中常含有大量具有刺激性的热解物，如氮氧化物、氯气、氯化氢、光气、氨气等，应引起注意。

（2）刺激性气体的毒性作用

刺激性气体的主要毒性在于它们对呼吸系统的刺激及损伤作用，这是因为它们可在黏膜表面形成具有强烈腐蚀作用的物质，如酸类物质或成酸化合物、氨或胺类化合物、醋类、光气等。有的刺激性气体本身就是强氧化剂，如臭氧，可直接引起过氧化损伤。

上述损伤作用发生在呼吸道则可引起刺激反应，严重者可导致化学性炎症、水肿、充血、出血，甚至黏膜坏死；发生在肺泡，则可引起化学性肺水肿。刺激性气体还可引起支气管痉挛及分泌增加，进一步加重可导致肺水肿。

（3）刺激性气体中毒症状

1）化学性（中毒性）呼吸道炎。主要因刺激性气体对呼吸道黏膜的直接刺激损伤作用所引起。水溶性越大的刺激性气体，对上呼吸道的损伤作用也越强，其进入深部肺组织的量相应较少，如氯气、氨气、二氧化硫、各种酸雾等。中毒者可同时见有鼻炎、咽喉炎、气管炎、支气管炎等表现及眼部刺激症状，如流涕、流泪、畏光、眼痛等，严重时可有血痰及气急、胸闷、胸痛等症状；吸入高浓度刺激性气体可因咽喉水肿而致明显缺氧、发绀，甚至喉头痉挛，导致窒息死亡。较重的化学性呼吸道炎表现为头痛、头晕、乏力、心悸、恶心等全身症状。

2）化学性（中毒性）肺炎。主要是指进入呼吸道深部的刺激性气体对细支气管及肺泡上皮的刺激损伤作用而引起的中毒性肺炎，常见表现除有呼吸道刺激性症状外，还有较明显的胸闷、胸痛、呼吸急促、咳嗽、痰多，甚至咯血；体温多有中度升高，伴有较明显的全身症状，如头痛、畏寒、乏力、恶心、呕吐等，症状一般可持续 3~5 天。

3）化学性（中毒性）肺水肿。肺水肿是吸入刺激性气体后最严重的表现，如吸入高浓度刺激性气体，可在短期内迅速出现严重的肺水肿。但一般情况下，化学性肺水肿多由化学性呼吸道炎乃至化学性肺炎演变而来，如积极采取措施，可减轻乃至防止肺水肿的发生，对改善预后有重要意义。

肺水肿主要症状为突然呼吸急促、严重胸闷气憋、剧烈咳嗽、咯大量泡沫痰、呼吸 30~40 次/分钟，并伴明显发绀、烦躁不安、大汗淋漓，不能平卧。多数化学性肺水肿治愈后不留后遗症，但有些刺激性气体，如光气、氮氧化物、有机氟热裂解气等引起的肺水肿，在恢复 2~6 周后可能出现逐渐加重的咳嗽、发热、呼吸困难等症状，甚至急性呼吸衰竭；还有些危险化学品，如氯气、氨气等可导致慢性堵塞性肺疾患；有机氟化合物、现代建筑失火烟雾等则可引起肺间质纤维化等。

（4）刺激性气体中毒的急救措施

刺激性气体中毒现场急救原则是迅速将中毒者带离事故现场，对无心跳和呼吸的中毒者应进行心肺复苏。

1）群体性刺激性气体中毒救护措施。

①根据初步了解的事故规模、严重程度，做好药品、器材及特殊检验方面的准备工作，并与有关科室联络，以便协助处理伤员。

②根据随中毒者转送来的资料，按病情分级安排病房，并在入院检查后根据病情进展情况随时进行调整。各级中毒者应统一巡诊，分工负责，严密观察，及时处置。原则上，凡急性刺激性气体吸入者，都应留院观察至少 24 小时。

③严格病房无菌观念及隔离消毒制度，留观者及重症者应谢绝探视，保证安静清洁的治疗环境。

2）早期（诱导期）的治疗处理。

①所有中毒者，包括留观者，应尽早进行胸部 X 光检查，记录体液出入量，静卧休息。

②积极改善症状，如剧咳者可使用祛痰止咳剂，包括适当使用强力中枢性镇咳剂；躁动不安者可给予镇静剂，如安定、非那根；支气

管痉挛者可吸入异丙基肾上腺素气雾剂或静脉注射氨茶碱，雾化吸入中和药物有助于缓解呼吸道刺激性症状，其中加入肾上腺糖皮质激素、氨茶碱等效果更好。

③适度给氧。多用鼻导管或面罩给氧，进入肺内气体的氧浓度应小于55%；慎用机械正压给氧，以免诱发气道坏死、纵隔气肿、气胸等。

④严格避免任何增加心肺负荷的活动，如体力劳动、情绪激动、剧咳、排便困难、过快过量输液等，必要时可使用药物进行控制，并可适当利尿脱水。

⑤抗感染。如果存在感染的现象，还需要进行抗感染治疗，通常是选择广谱抗生素进行治疗。

⑥采用抗自由基制剂及钙通道阻滞剂，以在亚细胞水平上切断肺水肿的发生环节。

22. 氯气中毒时如何急救?

氯气为黄绿色、具有异臭和强烈刺激性气味的气体，在高压下液化为液态氯，易溶于水、碱溶液和二硫化碳、四氯化碳等有机溶剂。氯气遇水发生化学反应，生成次氯酸和盐酸，次氯酸又可再分解为氯化氢和新生态氧，因此是强氧化剂和漂白剂。在高热条件下与一氧化碳作用，可生成毒性更大的光气。

氯气常用于氯碱工业，制造杀虫剂、漂白剂、消毒剂、溶剂、颜料、塑料、合成纤维等，还可制造盐酸、光气、氯化苯、氯乙醇、氯乙烯、三氯乙烯、过氯乙烯等各种氯化物，应用于制药业、皮革业、造纸业、印染业以及医院、游泳池、自来水的消毒等。

经呼吸道吸入的氯气，与体内的水作用，生成氯化氢和次氯酸，损害支气管、细支气管和肺泡。尤其是次氯酸可穿透细胞膜，破坏其完整性、通透性，破坏肺泡壁的气-血、气-液屏障，致使呼吸困难，重者形成肺水肿；还可直接作用于心肌，特别是心脏传导系统。

（1）吸入氯气后的症状

1）吸入后立即出现眼部和上呼吸道刺激反应，如畏光、流泪、咽痛、呛咳等，继之咳嗽加剧出现胸闷、气急、胸骨后疼痛、呼吸困难等哮喘样症状；有时伴有恶心、呕吐、腹胀、上腹痛等消化系统症状，或头晕、头痛、烦躁、嗜睡等神经系统症状。吸入者可在 1 小时内出现肺水肿，少数吸入者 12 小时内出现肺水肿。严重者呈急性呼吸窘迫综合征。

2）吸入极高浓度的氯气时，可致喉头痉挛窒息死亡或昏迷；或出现脑水肿或中毒性休克，甚至心跳骤停，呈电击样死亡；或引起支气管黏膜坏死脱落，甚至窒息。

3）部分可呈反应性气道功能不全综合征，表现为哮喘，两肺可闻弥漫性哮鸣音，如果中毒者再次接触氯气或其他刺激性气体时易诱发哮喘。

4）少数重症者可发生肺部感染、上消化道出血、气胸及纵隔气肿等并发症。

（2）氯气中毒的急救措施

1）立即使中毒者脱离现场，并转移至安静的地方休息，注意保暖。出现刺激反应者，至少严密观察 12 小时，并用清水彻底冲洗受污染的眼部和皮肤。

2）早期合理氧疗。在发生严重肺水肿或急性呼吸窘迫综合征时，可给予鼻导管、面罩持续正压通气或呼吸末正压通气疗法。呼气末压力不宜超过 0.49 千帕（约等于 50 毫米水柱）。也可用高频喷射通气疗法（通气频率为 80～100 次/分钟，驱动压在 40～58 千帕）。此外可考虑肺外给氧，如应用光量子血疗法。

3）应在病程早期足量、短程应用肾上腺糖皮质激素，如地塞米松 20～80 千克/天。

4）维持呼吸道畅通。可给予支气管解痉剂，如雾化吸入喘定、氨茶碱等，必要时切开气管，慎用气管插管。

5）去泡沫剂。肺水肿时可用二甲基硅油气雾剂，每次 0.5～1 瓶，咯泡沫痰者 1～3 瓶，间断使用至肺部啰音明显减少。

6）控制进液量。病程早期就应控制中毒者入液量，适当应用利尿剂，一般不用脱水剂。但中度、重度中毒者应注意防止休克，补充血容量，纠正酸中毒，适当使用血管活性药物，并可联合使用 654-2（消旋山莨菪碱），以改善微循环。

7）合理使用抗生素防治肺部感染，还要注意防止并发症的发生。

23. 氨中毒时如何急救？

氨（NH_3）为无色气体，具有强烈辛辣刺激性气味，对皮肤黏膜和呼吸道有刺激和腐蚀作用，能够引起急性呼吸系统损害，常伴有眼部和皮肤灼伤。当人员吸入氨气质量浓度达 500～700 毫克/米^3 的气体时，可发生呼吸道严重中毒症状；若达到 3 500～7 500 毫克/米^3 时，可出现“闪电式”死亡。

（1）氨中毒的症状

1）刺激反应。有一过性的眼部和上呼吸道刺激性症状，如流泪、流涕、呛咳等，肺部无阳性体征。

2）轻度中毒。有明显的眼部和上呼吸道刺激症状和体征；肺部有干啰音；胸片显示支气管炎或支周炎。

3）中度中毒。有声音嘶哑、咳嗽剧烈、呼吸困难、肺部有干湿啰音等症状，或胸片显示肺炎或间质性肺水肿。

4）重度中毒。在中度中毒基础上咯大量粉红色泡沫痰，气急、胸闷、心悸、呼吸窘迫、紫绀明显、肺部有干湿啰音；胸片显示严重化学性肺炎或肺泡性肺水肿，或有明显的喉水肿，或支气管黏膜坏死脱落造成窒息，或并发气胸、纵隔气肿。

5）皮肤接触可见皮肤红肿、水疱、皮肤糜烂、角膜炎等。

（2）氨中毒的急救措施

1）中毒者迅速离开现场至空气新鲜处，脱去被氨污染的衣物，眼部、皮肤烧伤时可用清水或2%的硼酸溶液彻底冲洗，并滴抗生素眼药水。

2）保持呼吸道通畅，给予氧疗。

3）积极防治中毒性肺水肿和急性呼吸窘迫综合征，应在病程早期足量、短程应用肾上腺糖皮质激素。

4）氨腐蚀性强，呼吸道黏膜受损较重，病情易反复。对由气道黏膜脱落引起的窒息或自发性气胸，应做好应急处理的准备，如环甲膜穿刺或气管切开及胸腔穿刺排气等。

5）重度氨中毒易并发肺部感染，应加强消毒隔离，及早并较长时间应用抗生素。

（3）急救时的注意事项

1）氨吸入者，应密切医学观察24~48小时。

2）吸入高浓度氨，经现场抢救后仍呼吸困难、肺部啰音未能缓解者，应在严密监护下转送专业医疗单位治疗。

3）对吸入高浓度氨的中毒者，应注意防治喉水肿及上呼吸道黏膜坏死脱落堵塞气道。

24. 急性二氧化硫中毒时如何急救？

二氧化硫（SO_2）又名亚硫酸酐，为无色气体，有刺激性气味，溶于水，在眼、鼻及上呼吸道黏膜处与水作用生成亚硫酸，对局部有强烈的刺激作用。大量吸入可引起化学性肺炎或化学性肺水肿。

（1）急性二氧化硫中毒的症状

1）轻症。吸入后可很快出现眼部和呼吸道刺激性症状，如流泪、流涕、呛咳等，或肺部有干啰音，胸片显示支气管炎或支周炎。

2）重症。吸入后出现咳嗽剧烈、呼吸困难、咯粉红色泡沫痰、气急、胸闷、心悸、呼吸窘迫、紫绀明显、肺部有干湿啰音，胸片显示化学性肺炎或肺水肿，吸入极高浓度时可立即引起喉痉挛、水肿而致窒息。

二氧化硫液体或气溶胶与皮肤接触或溅入眼内可引起皮肤灼伤和眼损害。

（2）急性二氧化硫中毒后的急救措施

1）将中毒者迅速带离现场至空气新鲜处吸氧。有明显刺激反应，即使无客观体征者也应观察48小时。

2）用大量清水冲洗皮肤或用3%的碳酸氢钠溶液冲洗眼部和漱口，以中和亚硫酸及硫酸。

3）液体二氧化硫溅入眼内，必须迅速以大量生理盐水或清水冲洗，再滴入地塞米松和抗生素液，或涂以可的松、金霉素眼膏。

25. 氯化氢中毒时如何急救？

氯化氢（HCl）是一种无色、具有强烈刺激性气味的气体，在空气中呈白色的烟雾，易溶于水成为盐酸，能与多种金属及非金属作用。工业上接触氯化氢的行业有化工、石油、冶金、印染等。

（1）氯化氢中毒的症状

氯化氢中毒分为急性中毒和慢性损害。急性中毒多见于意外事故，中毒者主要表现为头痛、头昏、恶心、咽痛、眼痛、咳嗽、声音嘶哑、呼吸困难、胸痛、胸闷，或咯血，严重者可出现化学性肺炎、肺水肿、肺不张等病症。长期在氯化氢浓度超过 15 毫克/米^3 的环境下工作，会出现牙齿酸蚀症、慢性支气管炎等慢性损害。

（2）氯化氢中毒的急救措施

氯化氢急性中毒时，应迅速将中毒者带离现场，除去被污染的衣物，保持其呼吸道通畅。吸入盐酸烟雾导致急性气管炎时，可用 4% 的碳酸氢钠溶液雾化吸入，必要时给氧。如刺激症状明显，咳嗽频繁，并有气急、胸闷等症状，可以雾化吸入 0.5%的异丙基肾上腺素 1 毫升及地塞米松 2 毫克。

误服中毒时严禁洗胃，也不可催吐，以免加重损伤或引起胃穿孔。可口服 2.5%的氧化镁溶液、牛奶、豆浆、蛋清、花生油等保护胃黏膜。禁用碳酸氢钠洗胃（或口服），以免产生二氧化碳而增加发生胃穿孔的风险。

皮肤接触氯化氢时，应脱去污染的衣服，并立即用大量清水彻底冲洗，灼伤处用 5%的碳酸氢钠液清洗，冲洗后处理创面方法同烧伤创面处理方法，创面较大时，需用抗生素预防感染。若溅入眼内，立即以大量温水冲洗，冲洗后以 2%的碳酸氢钠或生理盐水冲洗，最后用可的松眼液滴眼。

26. 氮氧化物中毒时如何急救？

氮氧化物是氮和氧化合物的总称，包括 NO、NO_2、N_2O、N_2O_3、

N_2O_4、N_2O_5 等。氮氧化物的毒性主要取决于二氧化氮的含量。二氧化氮水溶性差，主要作用于深部呼吸道，遇呼吸道中的水分或水蒸气可形成硝酸，对肺组织产生强烈的刺激与腐蚀作用。

（1）氮氧化物中毒的症状

1）刺激反应。临床表现仅有一过性咳嗽、胸闷，胸部 X 光检查无异常征象。

2）轻度中毒会出现胸闷、咳嗽、咳痰等，可伴轻度头晕、头痛、无力、心悸、恶心等症状，胸部有干啰音，胸片显示支气管炎或支周炎征象。

3）中度中毒会出现呼吸困难、胸部有紧束感、咳嗽加剧、咳痰或咯血丝痰，常伴有头晕、头痛、无力、心悸、恶心等症状。体征可有轻度发绀，肺部有干湿啰音，胸片显示化学性支气管肺炎、间质性肺水肿或局灶型肺水肿征象。

4）重度中毒时会有呼吸窘迫、咳嗽加剧、咯大量白色或粉红色泡沫痰等症状，可并发气胸、纵隔气肿及皮下气肿等，甚至会窒息或昏迷。体征为明显发绀、肺部有干湿啰音，胸片显示化学性肺泡性肺水肿征象。

（2）氮氧化物中毒的急救措施

1）迅速将中毒者带离中毒现场至空气新鲜处，在呼吸道通畅的情况下立即给予吸氧。中毒者应静卧，并注意保暖。

2）对密切接触者需严密观察 24~72 小时，注意病情变化。

3）注意防治化学性肺水肿，应在病程早期足量、短程应用肾上腺糖皮质激素及消泡剂二甲基硅油。

27. 窒息性气体中毒时如何急救？

吸入过量窒息性气体可造成机体全身缺氧，这种以缺氧为主要临床表现的疾病，称为窒息性气体中毒。

（1）窒息性气体的分类

1）单纯窒息性气体。这一类常见的窒息性气体有：氮气、甲烷、乙烷、丙烷、乙烯、丙烯、二氧化碳、水蒸气及惰性气体。这类气体本身的毒性很低，或属稀有气体，但若在空气中大量存在可使空气中氧含量明显降低，导致机体缺氧。正常情况下，空气中氧含量约为20.96%，若氧含量小于16%，即可使人呼吸困难；氧含量小于10%，则可引起昏迷甚至死亡。

2）血液窒息性气体。常见的有一氧化碳、一氧化氮、苯的硝基或氨基化合物蒸气等。血液窒息性气体的毒性在于它们能明显降低血红蛋白对氧气的化学结合能力，从而造成组织供氧障碍。

3）细胞窒息性气体。常见的有氰化氢和硫化氢。这类毒物主要作用于细胞内的呼吸酶，阻碍细胞对氧的利用，故此类毒物也称为细胞窒息性毒物。

（2）窒息性气体中毒的症状

1）缺氧表现。缺氧是窒息性气体中毒的共同致病环节，故缺氧症状是各种窒息性气体中毒的共有表现。轻度缺氧的主要表现为注意力不集中、智力减退、定向力障碍、头痛、头晕、乏力等症状；重度缺氧时可有耳鸣、呕吐、嗜睡、烦躁、惊厥或抽搐，甚至昏迷等症状。但上述症状往往被不同窒息性气体的独特毒性所干扰或掩盖，故并非不同窒息性气体引起的相近程度的缺氧都有相同的临床表现。窒息性气体中毒后，如能及时地治疗处理，使脑缺氧尽早改善，常能避免严重脑水肿的发生。

2）急性颅压升高表现

①头痛。头痛是早期的主要症状，为全头痛，前额尤其明显，疼

痛甚剧，任何可增加颅内压的因素，如咳嗽、喷嚏、排便，甚至突然转头均可使头痛明显加重。

②呕吐。呕吐是颅内压增高的常见症状，主要由延髓的呕吐中枢受压所致，但窒息性气体中毒所致脑水肿以细胞内水肿为主。

③抽搐。常为频繁的癫痫样抽搐发作，主要因大脑皮层运动区缺血、缺氧或水肿压迫所致；若累及脑干网状结构，则可出现阵发性或持续性肢体强直。

④视乳头水肿。一般在中毒 2~3 天后才逐渐显现颅内压升高，故中毒早期没有出现视乳头水肿并不能排除脑水肿存在。

⑤心血管系统变化。早期可见血压升高、脉搏缓慢，为延髓心血管运动中枢对水肿压迫及缺血、缺氧代偿所致；若延髓功能衰竭，则可见血压急剧下降，脉搏亦微弱、快速。

⑥呼吸变化。早期表现为呼吸深慢，也为延髓的代偿性反应；呼吸中枢若有衰竭，则呼吸转为浅慢、不规则，或有叹息样呼吸，严重时可发生呼吸骤停。

⑦其他表现。颅内高压刺激耳内迷路和前庭，可引起耳鸣、眩晕；外展神经受压引起外展神经麻痹；延髓交感神经中枢刺激，可导致脑性肺水肿。

（3）窒息性气体中毒的急救措施

窒息性气体中毒有明显剂量-效应关系，侵入体内的毒物数量越多，危害越大，病情也更为急重，故在急救时特别强调尽快中断毒物侵入。越早抢救，机体的损伤越小，并发症及后遗症发生率越低。

1）中断毒物继续侵入。迅速将中毒者带离危险现场，同时清除衣物及皮肤污染源。如硫化氢中毒者应脱去污染的衣物；若氢氰酸、苯胺、硝基苯等液体溅到皮肤上，还应彻底清洗受污染的皮肤。重度中毒者易发生中枢性呼吸循环衰竭，如有此类情况，应立即进行心肺复苏。

2）解毒措施。单纯窒息性气体中毒，如氮气中毒，并无特殊解毒剂。过量吸入二氧化碳时可使用呼吸兴奋剂，严重者可用机械通气，以排出体内过量二氧化碳。

血液窒息性气体中毒，如一氧化碳中毒，无特殊解毒药物，但可给予高浓度氧吸入以加速一氧化碳血红蛋白解离。苯的硝基或氨基化合物蒸气中毒，目前仍以亚甲基蓝为最佳的解毒剂。

细胞窒息性气体中毒，如氰化氢中毒，常用亚硝酸钠–硫代硫酸钠疗法，近年国内还使用4–二甲基氨基苯酚等代替亚硝酸钠，也有较好效果；亚甲基蓝也可代替亚硝酸钠，但应加大剂量。硫化氢中毒从理论上也可使用氰化氢解毒剂，但硫化氢在体内转化速度很快，若使用上述措施会生成相当量高铁血红蛋白而降低血液携氧能力，故除非在中毒后立即使用，否则，可能弊大于利。

3）脑水肿的防治。脑水肿是缺氧引起的最严重后果，也是引起窒息性气体中毒死亡最重要的原因。故成功抢救急性窒息性气体中毒的关键是早期防治，最大程度避免脑水肿发生或使危害程度降低。

28. 一氧化碳中毒时如何急救？

一氧化碳是一种无色、无味的气体，故不易被察觉而致中毒，常见于通风差的家庭居室中煤炉或液化气管道漏气，或工业生产中一氧化碳泄漏以及矿井空气中一氧化碳浓度过高而致中毒。

（1）一氧化碳中毒的症状

1）轻度中毒。中毒者可出现头痛、头晕、失眠、视物模糊、耳鸣、恶心、呕吐、全身乏力、心动过速、短暂昏厥等症状，血中碳氧血红蛋白含量达10%～20%。

2）中度中毒。除上述症状加重外，口唇、指甲、皮肤黏膜出现樱桃红色，多汗，血压先升高后降低，心率加速，心律失常，烦躁，一时性感觉和运动分离（即尚有思维，但不能活动）。症状持续加重，可出现嗜睡、昏迷等症状，血中碳氧血红蛋白含量在30%～40%。中度中毒者经及时抢救，可较快清醒，一般无并发症和后遗症。

3）重度中毒。中毒者迅速进入昏迷状态。初期四肢肌张力增加，或有阵发性或强直性痉挛；晚期肌张力显著降低，中毒者面色苍白或青紫，血压下降，瞳孔散大，最后因呼吸麻痹而死亡。经抢救存活者可能有严重并发症及后遗症。

4）后遗症。中度、重度中毒者可能会有神经衰弱、肌颤、偏瘫、失语、吞咽困难、智力障碍、中毒性精神病或去大脑强直等后遗症。部分中毒者可能出现继发性脑障碍。

（2）一氧化碳中毒的急救措施

1）抢救人员在进入现场时应加强通风，佩戴一氧化碳防毒面具。

2）将中毒者尽快带离现场至空气新鲜处，有条件者可给予吸纯氧。

3）要加强现场抢救，对心脏停搏、呼吸骤停者应立即进行心肺复苏，重度中毒者应送往有高压氧舱设备的医院进行治疗。

4）昏迷中毒者伴有高热和抽搐时，应给予以头部降温为主的冬眠疗法。

5）防治并发症，主要是控制脑水肿及肺水肿，纠正水、电介质、酸碱失衡等。

6）低血压或休克者，除采取一般抗休克综合治疗外，早期现场急救可应用抗休克裤。

7）中毒者抽搐时，立即静注安定10毫克，严重抽搐者可在气管插管后静注硫喷妥钠。

29. 光气中毒时如何急救?

光气又称碳酰氯（$COCl_2$），是一种无色透明或白色的液体，极易挥发，沸点为8.2℃，质量为空气的3.4倍，易溶于水。光气广泛应用于许多化学工业中。在制造光气时，生产过程密闭性差、室内通风不良、发生火灾等因素皆能造成光气中毒。

光气的毒理作用与氯气相似，但毒性比氯气强15.5倍，具有强烈的刺激性及腐蚀性，它对细小支气管，尤其是肺泡的毒性极强，可造成肺毛细血管内皮损伤；而由于光气的渗透性强，中毒者多发生肺水肿。再则，光气中毒后1/3~1/2血浆总量渗入肺泡，血液高度浓缩黏稠，血色素常超过140%，致使心脏因血液过于黏稠而发生循环困难，加重缺氧。

（1）光气中毒的症状

1）吸入高浓度的光气，即光气浓度为150毫克/米^{3}以上时，只需半小时，中毒者即可死亡。

2）中毒时，中毒者先出现局部刺激症状，同氯气中毒相似，如两眼烧灼、咽喉干燥发热，之后迅速出现刺激性咳嗽、咳痰（痰中带血），呼吸变快，面部青紫，中毒者血压逐渐下降，脉搏细弱无力，全身皮肤转为灰白色，最后可因呼吸、循环衰竭而死亡。亦有当时未死亡者，但之后会因继发性感染而死。

3）中毒较轻时，出现一般呼吸道炎症，经治疗多能痊愈。

（2）光气中毒的急救措施

原则上与氯气中毒的急救措施相同，但因其中毒症状比氯气中毒重，故在治疗、护理上更应积极慎重。

30. 甲醛中毒时如何急救？

常温下甲醛是一种无色、有强烈刺激性气味的气体，易溶于水、醇和醚。甲醛 40% 的水溶液称为福尔马林，此溶液沸点为 19 ℃，在医学和农业上常用作防腐剂和消毒剂。甲醛的化学性质活泼，有较强的还原性，容易聚合成多聚甲醛，受热后解聚成甲醛。常温下甲醛可以燃烧，与空气混合可发生爆炸。“吊白块”（即甲醛次硫酸氢钠）在 60 ℃以上可分解释放出甲醛，“吊白块”已经被世界卫生组织确定为可疑致癌物质和致畸物质。

甲醛是现代化学工业中生产酚醛树脂、脲醛树脂、建筑材料、绝缘材料、人造纤维、橡胶、染料、炸药、消毒剂和防腐剂等的重要原料。装修材料及家具中的胶合板、大芯板、中密度纤维板、刨花板（碎料板）的黏合剂遇热、遇潮时就会释放出甲醛；用甲醛做防腐剂的涂料、化纤地毯、化妆品等产品以及含有胶水的服装、箱包等都是室内最主要的甲醛释放源。现在，甲醛是公认的室内空气污染代表性的化学物质，甲醛在空气中允许的最高浓度为 1 毫克/米^3。

甲醛对皮肤和黏膜有强烈的刺激作用，可经呼吸道吸收。甲醛 40%的水溶液“福尔马林”常用于保存动物标本，不致腐烂，可经消化道吸收。甲醛使细胞中的蛋白质凝固变性，抑制一切细胞功能。甲醛在体内会生成甲醇对视丘及视网膜有强烈的损害作用。甲醛对生物体有遗传毒性，同时也是一种诱变剂，有致癌性。

（1）甲醛中毒的症状

1）轻度中毒表现为对眼部、呼吸道的刺激作用；

2）中度中毒可出现头痛、乏力、咳嗽、呼吸困难等症状；

3）高度中毒可出现喉水肿、肺水肿，甚至昏迷、休克等症状。

（2）甲醛中毒的急救措施

1）迅速将中毒者带离现场至空气新鲜的地方，脱去污染衣物，给予吸氧。

2）可给予吸入稀氨蒸气。

3）甲醛污染皮肤时，要立即用清水冲洗，然后用2%的碳酸氢钠溶液清洗。

4）若为口服中毒，用温水加尿素60克，或适量活性炭洗胃，然后口服牛奶、蛋清或豆浆以保护胃黏膜。

31. 天然气中毒时如何急救？

天然气的主要成分是甲烷、乙烷、丙烷及丁烷等低分子量的烷烃，还含有少量的硫化氢、二氧化碳、氢气、氮气等气体。生活中常用的天然气含85%以上甲烷。

（1）天然气中毒的症状

1）主要为窒息，若天然气同时含有硫化氢则症状更加严重。

2）早期有头晕、头痛、恶心、呕吐、乏力等症状。

3）严重者出现直视、昏迷、呼吸困难、四肢强直、去皮质综合征等症状。

（2）天然气中毒的急救措施

1）迅速将中毒者带离中毒现场，给予吸氧或新鲜空气。

2）对有意识障碍者的急救以改善缺氧、解除脑血管痉挛、消除脑水肿为主。可吸氧，用氟美松、甘露醇、速尿等静滴，并用脑细胞代谢剂如细胞色素 C、三磷酸腺苷（ATP）、维生素 B_6 和辅酶 A 等静滴。

3）轻度中毒者仅做一般对症处理。

32. 液化石油气中毒时如何急救？

液化石油气的主要成分为丙烷、丙烯、丁烷、丁烯，组成液化石油气的全体碳氢化合物均有较强的麻醉作用，但因它们在血液中的溶解度很低，常压条件下，对机体的生理功能无影响，若空气中的液化石油气浓度很高，从而使空气中氧含量降低时，就会使人窒息。

（1）液化石油气中毒的症状

1）中毒后有头晕、乏力、恶心、呕吐等症状，并有四肢麻木及手套（袜子）型感觉障碍。

2）吸入高浓度液化石油气可使人昏迷。

（2）液化石油气中毒的急救措施

1）迅速将中毒者带离现场，脱下污染的衣物，注意保暖，并给予吸氧。

2）使用脑细胞代谢剂，如细胞色素 C，三磷酸腺苷（ATP），辅酶 A 和维生素 C、B_1、B_6、B_{12} 等静滴。

3）有呼吸衰竭者可用呼吸兴奋剂如尼可刹米（可拉明）、盐酸洛贝林等。

33. 硫化氢中毒时如何急救？

硫化氢为无色、有臭鸡蛋味气体，相对密度 1.19 克/升，比空气重，易溶于水，亦溶于醇类、石油溶剂和原油中。

硫化氢是窒息性气体，吸入不同浓度硫化氢会对人产生不同影响

（见表 3–1）。硫化氢被吸入后会随着血液分布至全身，与细胞内线粒体中的细胞色素氧化酶结合，使其失去传递电子的能力，造成细胞缺氧，这与氰化物中毒有相似之处。硫化氢还可能与体内谷胱甘肽中的巯基结合，使谷胱甘肽失活，影响生物氧化过程，加重了组织缺氧。高浓度（1 000 毫克/米^3 以上）硫化氢主要通过对嗅神经、呼吸道及颈动脉窦和主动脉体的化学感受器的直接刺激传入中枢神经系统，使神经系统先是兴奋，随即转入抑制，使中毒者呼吸麻痹，呈现“电击样”中毒。硫化氢接触湿润黏膜，会与液体中的钠离子发生反应生成硫化钠，对眼部和呼吸道产生刺激和腐蚀，可致眼结膜炎、呼吸道炎症，甚至肺水肿。硫化氢由于阻断细胞氧化过程，致使心肌缺氧，可引发弥漫性或中毒性心肌病。

表 3–1　不同浓度硫化氢对人的影响

浓度（毫克/米^3）	接触时间	毒性反应
1 400	立即	昏迷并呼吸麻痹而死亡，除非立即进行人工呼吸急救。于此浓度时，嗅觉立即疲劳
1 000	数秒钟	很快引起急性中毒，出现明显的全身症状，如呼吸急促，接着呼吸麻痹而死亡
760	15~60 分钟	可能引发肺水肿、支气管炎及肺炎等症状，有生命危险。接触时间更长者，可引起头痛、头昏、兴奋、步履蹒跚、恶心、呕吐、鼻和咽喉发干及疼痛、咳嗽、排尿困难等症状
300	1 小时	可引起眼部和呼吸道黏膜强烈刺激性症状，并抑制神经系统，6~8 分钟即出现急性眼刺激性症状，长期接触可引起肺水肿
70~150	1~2 小时	出现眼部及呼吸道刺激性症状，长期接触可引起亚急性或慢性结膜炎，吸入 2~15 分钟即出现嗅觉疲劳
30~40	—	虽臭味强烈，仍能忍耐，这是可能引起局部刺激及全身性症状的阈浓度

续表

浓度（毫克/米^3）	接触时间	毒性反应
4~7	—	中等强度难闻臭味
0~4	—	明显嗅出

注：15 毫克/米^3，即 10 ppm，为硫化氢的阈限浓度值，硫化氢浓度达到 10 ppm 以上需要报警；30 毫克/米^3，即 20 ppm，为硫化氢的安全临界浓度；150 毫克/米^3，即 100 ppm，为硫化氢的危险临界浓度，当硫化氢浓度为 100 ppm 以上时，可能会对人体造成永久性伤害。

（1）硫化氢中毒的症状

1）刺激反应。有眼刺痛、畏光、流泪、流涕、咽喉部烧灼感等症状，脱离接触很快症状消失。

2）轻度中毒。有眼刺痛，畏光，流泪，眼睑浮肿，眼结膜充血、水肿，角膜上皮混浊等急性角膜、结膜炎表现；有咳嗽、胸闷、肺部有干湿啰音，胸片可显示肺纹理增强等急性支周炎征象；可伴有头痛、头晕、恶心、呕吐等症状。

3）中度中毒。有明显的头痛、头晕并出现轻度意识障碍；咳嗽、胸闷、肺部有干湿啰音，胸片显示两肺纹理模糊，有广泛的网状阴影或散在细粒状的阴影，肺野透亮度降低或出现片状高密度阴影，显示间质性肺水肿或支气管肺炎。

4）重度中毒。表现为昏迷、肺泡性肺水肿、心肌炎、呼吸循环衰竭或猝死。

在现场立即陷入昏迷的中毒者应与一氧化碳、氰化物、芳香烃类急性中毒及脑血管意外、心肌梗死中毒者相区别。绝大多数中毒者的肺水肿和心肌损害会在中毒后 24 小时内出现，但少数中毒者肺水肿可在昏迷好转后出现，甚至一周后出现“迟发性”肺水肿及心肌损害。所以对急性中毒者要密切观察，及早发现，及时治疗。

（2）硫化氢中毒的急救措施

1）迅速将中毒者从中毒现场转移至空气新鲜处，立即吸氧并保持呼吸道通畅。

2）呼吸抑制者给予呼吸兴奋剂，心跳及呼吸停止者，应立即进行心肺复苏，直至送到医院。切忌口对口人工呼吸，宜采用胸廓挤压式人工呼吸。

3）进行氧疗。鼻导管或呼吸面罩持续给氧，中度、重度中毒者给予高压氧治疗。

4）眼部冲洗。用生理盐水或2%的碳酸氢钠溶液冲洗，若出现化学性炎症应到眼科进行治疗。

5）重度中毒者速送医院抢救。

（3）预防硫化氢中毒的措施

1）进入可疑作业场所前，应用硫化氢检气管检测作业场所空气中硫化氢的浓度，或将浸有2%乙酸（醋酸）铅的湿试纸暴露于作业场所30秒钟，如试纸变为棕色至黑色，则严禁入场作业。

2）进入高浓度硫化氢场所，应有人在危险区外监护，作业人员应佩戴供氧式面具，身上绑好救护带。

3）如发现有人晕倒在现场，切忌无防护入场救护，应佩戴防毒面具进入。

4）可能发生硫化氢泄漏的生产场所，应安装自动报警仪。

5）接触硫化氢的作业人员应加强中毒预防及急救培训。

6）生产过程密闭化，加强通风排毒。

7）眼、心脏、肺和中枢神经系统疾病为职业禁忌证。

34. 汞及其化合物中毒时如何急救?

汞即水银，是一种银白色液态金属，极易挥发，易溶于稀硝酸，可溶于类脂质。汞化合物分为无机汞和有机汞两大类。常用的无机汞有雷汞、硝酸汞、砷酸汞、氰化汞、氯化汞（升汞），常用的有机汞有氯化乙基汞、乙酸苯汞、磷酸乙基汞、磺胺苯汞。

当人员吸入大量的金属汞蒸气或汞化合物气溶胶与粉尘时，吸入的物质通过呼吸道进入肺部，再通过肺泡膜后溶于血液类脂质，或与血液中血浆蛋白或血红蛋白结合，干扰细胞的正常代谢，造成细胞损害，引起中毒。

（1）汞及其化合物中毒的症状

短期吸入高浓度汞及其化合物蒸气，发病较急，有头晕、头痛、肌颤、乏力、低热等全身症状和咳嗽、咳痰、胸闷、胸痛、气促等呼吸道刺激性症状，并出现明显的口腔炎及牙周炎，如牙龈红肿、酸痛、糜烂出血、牙齿松动、龈袋积脓、流涎带腥臭味、恶心、呕吐、腹痛、腹泻呈水样或大便带血等症状。部分中毒者发病 1~3 天后皮肤出现红色斑丘疹，以头部、面部及四肢为多，有融合倾向，可溃破糜烂。重度中毒者可发生急性间质性肺炎，误服中毒可发生急性腐蚀性胃肠炎及坏死性肾病。

1）大量吸入汞烟尘。吸入因高温而弥散到空气中的汞烟尘，会引起类似“铸造热”或“烟尘热”的寒战、发热等，在几小时内退热。

2）汞毒性化学性肺炎。大量吸入因高温而弥散到空气中的汞烟尘，会引起化学性肺炎，出现发热、咳嗽等症状，胸片显示部分肺野有模糊阴影。

3）急性汞毒性肾病。主要见于误服升汞等水溶性很高的药物，或皮肤大量接触热的含汞液体而致灼伤的中毒者。起初表现为明显的消化道症状，如恶心、呕吐，继而出现少尿、无尿、蛋白尿、血液中尿素氮明显升高等中毒性肾病表现。

4）急性汞毒性皮肤损害。见于皮肤直接接触汞及其化合物的中毒者，接触处出现丘疹样或斑片状红肿。

5）金属汞进入体内。一般由咬碎体温表、误服金属汞、将金属汞注入静脉所致。金属汞小滴的表面面积与汞蒸气或烟尘相比，极为有限，一般不致引起明显的汞中毒征象，但胸片可显示金属汞小滴存在的部位及数量。

（2）汞及其化合物中毒的急救措施

1）将中毒者迅速移离现场，移到新鲜空气场所。

2）有条件的给予吸氧。

3）速送医院进行驱汞治疗。

4）对症治疗：

①按急性肾功能衰竭处理。

②皮肤损害处理：用3%~5%的硫代硫酸钠溶液湿敷。

③眼部损害处理：用2%的硼酸溶液冲洗。

④口腔炎处理：用清水、3%的双氧水、生理盐水、0.1%的乙酸或氯己定（洗必泰）溶液漱口，保持口腔清洁。

⑤神经衰弱的处理：可口服安定、利眠宁、非那根等催眠药。

⑥误服金属汞者，可口服泻药、牛奶、生蛋清、活性炭使其排出，直至胸部X光检查未发现汞滴。静脉注射液体汞者要长期观察尿汞，尿汞升高时，按照慢性汞中毒进行治疗。

35. 铅及其化合物中毒时如何急救？

铅中毒以无机铅中毒为常见，主要损害神经功能、消化功能、造血功能和肾功能，对内分泌系统、生殖系统也有影响。

（1）铅及其化合物中毒的症状

急性铅中毒是在中毒者服用含铅化合物后，即有恶心、呕吐、腹胀、腹绞痛和血压升高等症状，少数中毒者会出现消化道出血和麻痹性肠梗阻。病情严重者，发生循环衰竭，数日后出现中毒性肾炎、中毒性肝病和贫血。急性四乙铅中毒的潜伏期为6小时至11天，平均潜伏期为6天，早期症状有头痛、头晕、失眠、食欲不振，继而有焦虑、易激动、做噩梦等症状；病情恶化出现妄想、产生幻觉、狂躁、谵妄、全身抽搐甚至瞳孔散大、意识丧失等症状。呈间歇性发作，间歇期间中毒者常表情痴呆、动作迟缓，说话含糊或呈木僵状态。慢性铅中毒的典型症状如贫血、腹绞痛、周围神经病变、腕下垂、脑病、口中金属味和齿龈铅线等近年来已罕见。目前多见的轻度铅中毒症状为头昏、乏力、食欲不振、腹胀、脐周隐痛、便秘和肌肉关节酸痛等非特异性症状。

（2）铅及其化合物中毒的急救措施

1）口服中毒者，可立即给予大量浓茶或温水，刺激咽部以诱导催吐，然后给予牛奶、蛋清、豆浆以保护胃黏膜。

2）对症急救。对腹痛者可用热敷或口服阿托品类0.5~1.0毫克；对昏迷者应及时清除口腔内异物，保持呼吸道的通畅，防止异物误入气管或呼吸道引起窒息。

3）经上述现场急救后，应立即将中毒者送往医院抢救。

◎专家提示

急性无机铅中毒大多系口服可溶性无机铅化合物和含铅药物，如黑锡丹、樟丹等引起。慢性铅中毒多见于长期吸入铅烟、铅尘的工人，发病率以铅冶炼和蓄电池制造行业较高，铸字、颜料、釉彩、焊接行业少见。长期饮用含铅锡壶中的酒可引起慢性铅中毒。含铅废气、废水、废渣污染大气、水源和农作物，可危害居民。四乙铅系有机铅化合物，主要用作汽油抗爆剂，可经呼吸道、皮肤、消化道吸收。

36. 铬及其化合物中毒时如何急救？

铬是银灰色、质脆而硬的金属。工业上主要用三价或六价铬化合物。常用的铬化合物包括氧化铬、三氯化铬、铬酸、氯化铬、铬酸钠、铬酸钾、重铬酸钾等。

除金属铬外，铬化合物都有毒性，以六价铬化合物毒性较大。吸入大量六价铬化合物的粉尘或烟雾，可引起急性呼吸道刺激性症状，低浓度时可引起过敏性哮喘。铬酸对皮肤黏膜有刺激和腐蚀作用，长期吸入可致鼻中隔黏膜糜烂、溃疡变薄，甚至腐蚀鼻中隔软骨引起穿孔等。皮肤接触铬酸可引起难以痊愈的乌眼型溃疡，即铬疮。

（1）铬及其化合物中毒的症状

1）吸入性急性中毒的主要表现为呼吸道刺激性症状，发病较急，有流涕、鼻衄、咳嗽、咳痰、气促、胸闷、胸痛、咽痛发红、头痛、发热等症状，或出现头痛、气促、胸闷、发热、发绀等哮喘症状，肺部有广泛性哮鸣音、湿啰音；口服中毒对消化道有刺激和腐蚀作用，会出现频繁吐泻的症状，可致脱水。中毒严重者出现少尿、无尿等急性肾功能衰竭征象，或出现口唇和指甲发绀、四肢发凉、血压下降甚至休克、昏迷。

2）皮肤接触六价铬化合物溶液，可造成皮肤灼伤，伤口处会出现红斑、水疱、焦痂，有时呈现边缘隆起中央凹陷的溃疡，称为铬疮。

（2）铬及其化合物中毒的急救措施

1）将中毒者带离中毒环境，并及时用清水或肥皂清洗受污染的皮肤。

2）保持呼吸道通畅，呼吸急促者应给氧。

3）口服中毒者应立即服用温水、1%亚硫酸钠或硫代硫酸钠溶液洗胃，然后给50%硫酸镁60毫升导泻，保护消化道黏膜，口服牛奶、蛋清或氢氧化铝凝胶保护胃黏膜。

4）皮肤灼伤后立即用清水冲洗20~30分钟，并用5%硫代硫酸钠溶液湿敷。

5）对症治疗：

①雾化吸入3%~5%碳酸氢钠溶液等碱性药物，每2~3小时1次，每次10~20分钟（需雾化液10~20毫升）。

②为预防继发感染，应选用二联抗生素，静脉或肌内注射。

③咳嗽剧烈者，可选用磷酸可待因0.03克或复方樟脑酊2毫升口服。

④缓解支气管痉挛，可雾化吸入舒喘灵；氨茶碱0.25克或喘定0.25克加入40毫升50%葡萄糖注射液中，静脉徐徐推注；口服氨茶碱。

（3）急救时的注意事项

1）铬疮处理。溃疡表浅者可选用5%硫代硫酸钠溶液冲洗，冲洗后涂5%硫代硫酸钠软膏或10%依地酸二钠钙软膏。铬疮深凹且时间久者，可先行外科清创手术，刮除腐肉等坏死组织，然后敷上述药膏或溶液。

2）鼻黏膜损害。涂防铬软膏（原料：50克十八醇，5克维生素C，50毫升吐温，25毫升单甘酯，3克酒石酸钾，1克达克罗宁，适量羧甲基纤维素钠、香料），每日 2~3 次。

37. 铊及其化合物中毒时如何急救？

铊及其化合物属高毒物，三价铊的毒性较一价铊更大。铊在工业中用于制造光学玻璃、颜料，并用作有机反应的催化剂。进入细胞的铊能与线粒体表面的巯基结合，抑制氧化磷酸化过程，干扰含巯基的氨基酸代谢，并抑制细胞有丝分裂。大量的铊进入细胞后，影响细胞内钾、钠离子平衡，影响 $Na^{+}-K^{+}$-ATP 酶的去磷酸化作用。铊作用于神经系统的某些酶、递质，使脑细胞的脂质过氧化速度提高，导致儿茶酚胺代谢紊乱，抑制线粒体 ALA 合成酶的活性，从而引起中枢神经系统的损害。铊能直接抑制毛囊角质生成，引起脱发。

铊经皮肤吸收的可能性较小。铊及其化合物进入肺或消化道后，经血液吸收，很快分布至全身各脏器，并大量蓄积在肾、骨骼、肝、脑、小肠及肌肉组织，主要经肾脏排泄，排泄速度较慢，可持续数月。铊及其化合物的靶器官为神经系统和毛囊。

（1）铊及其化合物中毒的症状

1）胃肠道症状：以口服铊及其化合物较为多见，且症状出现时间早，一般经过 12~24 小时的潜伏期后，会出现恶心、呕吐、阵发性腹绞痛、腹泻以及出血性肠胃炎。吸入铊蒸气和烟尘者，上述症状则不明显。

2）神经系统症状：常于中毒后 3~5 日开始出现，首先出现下肢酸麻、有蚁走感；痛觉异常灵敏，轻触即剧痛难忍，疼痛感由足底向上扩展，两腿沉重、无力，甚至不能行走或站立，上肢较少波及。常发生视、动眼、三叉和面部神经麻痹。严重者出现中毒性脑病，谵妄、惊厥及昏迷，或精神异常、行为改变等。有时还有自主神经系统紊乱的表现，如心动过速或过缓、暂时性高血压等。

3）中毒后10～14日会出现毛发脱落，严重者除头发脱落外，胡须、腋毛、阴毛均可脱落；皮肤可出现皮疹；指甲和趾甲有白色横纹。

4）部分中毒者可有肝、肾、心肌损害的临床表现，此症状多见于吸入性急性中毒。

5）严重急性中毒者可遗留神经衰弱综合征、感觉神经异常、肌肉萎缩及脑神经损害等后遗症。

（2）铊及其化合物中毒的急救措施

1）口服中毒应先催吐，然后以普鲁士蓝250毫克/千克溶于甘露醇2毫升中，分4次口服。铊能与普鲁士蓝分子上的钾离子交换，形成肠道不吸收的复合物，随粪便排出。同时可给予50%硫酸镁40～60毫升口服导泻，亦可给予氯化钾1.5克口服，每日3次，以增加尿中铊的排出。

2）吸入性中毒者和皮肤吸收中毒者应尽快撤离中毒现场，用清水清洗污染皮肤。

3）急性中毒严重者可采用换血或透析疗法。

4）给予对症和支持疗法。重度中毒者应在早期足量、短程应用肾上腺糖皮质激素。

治疗重点在防治中毒性脑病、肝病和肾损害。

38. 甲醇中毒时如何急救？

甲醇又名木醉或木酒精，系无色、透明、易燃、易挥发、略带酒精气味的液体。相对密度0.79，蒸气相对密度1.11，易与水、酒精、酮、酯和卤代烃类混溶。

甲醇通常由木球干馏或人工合成而得，工业上用于制造甲醛、参与甲基化反应或用作溶剂，用于制造抗冻剂、橡胶促进剂、油漆、染料、摄影胶片、玻璃纸等。此外，为解决能源短缺，甲醇与汽油的混合燃料，近年来受到各国的重视。

工业生产中甲醇急性中毒主要由吸入甲醇蒸气所致。工业用酒精中含有较多的甲醇，如果误用此类酒精配制成白酒饮用，则可导致急性中毒。

（1）甲醇中毒的症状

无论是吸入或口服中毒，均有一定的潜伏期，通常为 8～36 小时，同时饮白酒者则潜伏期可更长，为 6 小时至 4 天。潜伏期内有轻度的醉酒感，吸入中毒者还可有呼吸道黏膜刺激症状及口苦感。

发病时以神经系统症状为主，如头晕、头痛、乏力、眩晕、表情淡漠、酒醉状态及失眠等，重者可出现共济失调、意识模糊，甚至谵妄及不同程度的昏迷。死亡多由于中枢性呼吸衰竭所致。心动过缓、呼吸缓慢等症状为预后不良的征兆。少数病例出现精神症状，也有发生周围神经病变及坐骨神经痛的病例。胃肠道症状以恶心、呕吐及上腹痛较为多见。口服中毒尚有并发急性胰腺炎者。

视物模糊常较早出现，较重者有眼球压痛，畏光，视力减退，眼前有跳动性黑点、飞雪或闪光感，有的还有复视，严重者会出现双眼永久性失明。检查可见瞳孔扩大或缩小，光反射迟钝或消失，眼底检查见视神经乳头充血、出血或眼底静脉扩张、视网膜水肿，或见视神经萎缩。也有病例在全身中毒症状改善之后数月出现迟发性视力损害。代谢性酸中毒是甲醇中毒的又一全身表现，严重者可出现深而快的呼吸，血气分析符合代谢性酸中毒。

（2）甲醇中毒的急救措施

1）尽早清除毒物，口服中毒者应及时用 3%～5%碳酸氢钠洗胃。

2）目前尚无理想的特效解毒治疗，有文献报道可用酒精作抗毒治疗。其理论依据是酒精对醇脱氢酶的亲和力比甲醇大20倍，由此可阻断甲醇代谢，并促进其排出。

3）迅速纠正酸中毒。酸中毒不但可使病情恶化危及生命，而且会加重眼部病变。最好能根据血气分析给予适量碳酸氢钠，一般可先用5%碳酸氢钠200～300毫升静脉滴注，然后再根据复查结果，口服碳酸氢钠维持，直至血液pH值正常。

4）对症处理。针对中毒出现的惊厥、休克、脑水肿等给予相应的急救治疗。

39. 异氰酸甲酯中毒时如何急救?

异氰酸甲酯为无色清亮液体，有强刺激性，易与包含有活泼氢原子的胺、水、醇、酸、碱发生反应。在有催化剂存在条件下，会发生自聚反应并放出热能。遇热、明火、氧化剂易燃，燃烧时释出异氰酸甲酯蒸气，并分解成氮氧化物、一氧化碳和氰化氢。高温（350～540 ℃）下可裂解形成氰化氢，遇热分解释放氮氧化物烟气。

异氰酸甲酯主要经呼吸道吸入，也可以经皮肤吸收。在水中易分解，故进人体血液中的可能性很小。

（1）异氰酸甲酯中毒的症状

1）眼部和上呼吸道的刺激和损伤：低浓度引起流泪和咳嗽，高浓度可引起眼红肿和化学性灼伤；破坏鼻黏膜，使嗅觉丧失；也可致上呼吸道黏膜化学损伤。当异氰酸甲酯的浓度超过50毫克/米^{3}时，可引起皮肤水肿、组织坏死。

2）肺的损害：当异氰酸甲酯浓度超过50毫克/米^{3}时，还可导致化学性肺炎与肺水肿，甚至引起急性呼吸窘迫综合征，未死者常伴继发感染致呼吸窘迫，肺功能受损，日久尚可形成肺纤维化。异氰酸甲酯浓度很高时，可致支气管痉挛而发生窒息。此外，异氰酸甲酯可引起呼吸道过敏反应，加重呼吸困难和肺水肿。

（2）异氰酸甲酯中毒的急救措施

1）迅速将中毒者带离现场，脱去污染衣物，进行严密医学观察，必要时应吸氧。

2）眼睛及皮肤受污染时，迅速用流水冲洗。

3）给予对症和支持疗法，如用局部雾化吸入弱碱液，应在早期足量、短程应用肾上腺糖皮质激素，并可同时应用支气管扩张剂、抗生素等。

40. 硫酸二甲酯中毒时如何急救？

硫酸二甲酯为无色或微黄色、略有葱头气味的油状可燃性液体，可溶于乙醇和乙醚，在水中溶解度为 2. 8 克/100 毫升。硫酸二甲酯在 18 ℃时易迅速水解成硫酸和甲醇，但在冷水中分解缓慢，遇热、明火或氧化剂可燃，主要经呼吸道吸入，也可经皮肤吸收。

硫酸二甲酯属高毒类，作用与芥子气相似，急性毒性类似光气，毒性比氯气大 15 倍。对眼部、上呼吸道有强烈刺激作用，对皮肤有强腐蚀作用，可引起结膜充血、水肿，角膜上皮脱落，气管、支气管上皮细胞部分坏死，可穿破纵隔导致皮下气肿。此外，还可损害肝、肾及心肌等组织，皮肤接触后可引起灼伤、水疱及深度坏死，常用于制造染料及作为胺类和醇类的甲基化剂。

硫酸二甲酯会在体内水解成甲醇和硫酸而发挥毒性作用。硫酸二甲酯对眼部和皮肤的局部毒性作用，部分是由于硫酸所致；而对全身和神经系统的影响以及引起肺水肿是由于硫酸二甲酯本身的毒性作用，因它能使机体内某些重要基团甲基化。

（1）硫酸二甲酯中毒症状

1）急性硫酸二甲酯中毒常经过 6～8 小时的潜伏期后迅速发病，潜伏期越短症状越重，人接触浓度超过 500 毫克/米^3（97 ppm）的硫酸二甲酯 10 分钟即致死。

2）刺激反应表现为有一过性的眼结膜及上呼吸道刺激性症状，肺部无阳性体征。轻度中毒表现为明显的眼结膜及呼吸道刺激性症状，如畏光、流泪、眼结膜充血水肿、咳嗽、咳痰、胸闷等，两肺有散在干啰音或少量湿啰音，肺部 X 线表现符合支气管炎或支周炎。

3）中度中毒表现为明显咳嗽、咳痰、气急，伴有胸闷及轻度紫绀，肺部有干啰音或哮喘音可伴散在湿啰音，胸部 X 线表现符合支气管肺炎、间质性肺炎、局限性或肺泡性肺水肿。重度中毒表现为咳嗽、咯大量白色或粉红色泡沫痰，明显呼吸困难、紫绀、两肺广泛湿啰音，胸部 X 线表现符合弥漫性或肺泡性肺水肿。

4）重度中毒表现为呼吸窘迫综合征，或窒息（喉水肿、大块坏死的支气管黏膜脱落），或出现较严重的纵隔气肿、气胸、皮下气肿。

（2）硫酸二甲酯中毒的急救措施

1）迅速将中毒者转移至空气新鲜处，脱去污染衣物，彻底清洗皮肤，对刺激反应者至少观察 24～48 小时，及时给氧，给予镇静、祛痰及解痉药物等对症治疗。

2）眼部受污染时应及早用生理盐水或清水彻底冲洗，然后用 5%～10%碳酸氢钠溶液冲洗，再用可的松与抗生素眼药水交替滴眼，早期足量、短程的肾上腺糖皮质激素疗法可有效防治肺水肿。

3）皮肤灼伤采用抗感染及暴露或脱敏疗法，要时刻警惕迟发性中毒的发生。

41. 二氯乙烷中毒时如何急救?

二氯乙烷包括对称异构体和不对称异构体，为似氯仿气味的无色液体，均难溶于水，溶于乙醇和乙醚，加热分解可产生光气。对称异构体属高毒类，以呼吸道和消化道吸收为主，也可由皮肤吸收；不对称异构体属微毒类。对称异构体主要用作蜡、脂肪、橡胶等的溶剂，还用于制造氯乙烯和聚碳酸酯，也用于谷仓的熏蒸和土壤的消毒；不对称异构体主要用作化学合成的中间体或是其副产品，也曾用作麻醉剂。

（1）二氯乙烷中毒的症状

1）急性中毒。有两期过程：第一期为兴奋、激动、头痛、恶心，重者很快出现中枢神经系统抑制，神志不清；第二期以胃肠症状为主，出现频繁呕吐、上腹疼痛、血性腹泻、肝损害、肝坏死以及肾病变。也有报告显示，口服二氯乙烷中毒后，出现低血糖和高血钙。吸入高浓度二氯乙烷者，很快出现呼吸困难、抽搐、昏迷、血压下降及酸中毒的表现。急性中毒者身体检查可见白细胞增多，二氧化碳结合力降低，肝、肾功能异常等。

2）慢性中毒。长期吸入低浓度二氯乙烷可有头晕、头痛、乏力、睡眠障碍等神经衰弱综合征的表现，也有食欲减退、恶心、呕吐等消化道症状，并可有消化道或呼吸道出血及中毒性肝病的表现，有的中毒者还可见肌肉和眼球震颤。

（2）二氯乙烷中毒的急救措施

1）要迅速将中毒者带离现场，脱掉其被污染的衣物，特别是沾油污的衣服和呢料衣服。口服中毒者要及时催吐、洗胃。

2）除按一般抢救原则处理外，要注意对肝、肾的保护治疗。治疗惊厥、抽搐时忌用吗啡和肾上腺素药物，可以用安定静脉滴注，每次 10~20 毫克，也可用其他抗惊厥、抗癫痫类药物。注意及时纠正酸中毒，给予碳酸氢钠 200 毫升静脉滴注，并根据血气分析及时调整治疗方法。

3）对出现呼吸抑制者，可选用呼吸兴奋剂，如尼可刹米（可拉明）等，此外可给予能量合剂、葡萄糖注射液和维生素 C 注射液等静脉滴注，以及口服多种维生素和保肝药物。这种治疗方法对肝、肾功能的保护和恢复，也是很有益处的。

4）慢性中毒的治疗，主要是口服多种维生素、葡萄糖醛酸、三磷酸腺苷（ATP）、肌苷等营养药物和适当的对症治疗。

42. 正己烷中毒时如何急救？

己烷理论上有 5 种构体，常见的有正己烷和新己烷，常态下为微有异臭的液体，几乎不溶于水，溶于醚和醇。正己烷是在石油馏分与天然气分离过程中得到的，主要用于电子产品的清洗、彩色印刷机的清洗，作为提取植物油的溶剂、合成橡胶溶剂、化验试剂，以及运动器材、箱包的黏合剂等。因此，在从事己烷生产和应用过程中，若防护不当，则可引起中毒。

正己烷虽可经呼吸道、消化道、皮肤进入机体，但在体内分布情况与器官的脂肪含量有关。正己烷主要分布于脂肪含量高的器官，如脑、肾、肝、脾、睾丸等。正己烷属低毒类，但具有高挥发性、高脂溶性，并有蓄积作用。毒性作用主要表现为对中枢神经系统的轻度抑制作用以及对皮肤黏膜的刺激作用。长期接触己烷可致多发性周围神经病变。

（1）正己烷中毒的症状

1）急性中毒：急性吸入高浓度正己烷可引起眼部与呼吸道刺激性及中枢神经系统麻醉症状。口服中毒者可出现急性消化道和上呼吸道刺激。

2）慢性中毒：长时间接触低浓度正己烷可引起多发性周围神经病变，起病隐匿而缓慢。

①轻症：主要表现为肢体远端感觉型神经病，出现指（趾）端感觉异常和触感下降，即麻木，触觉、痛觉和震动觉、位置觉减退；肌肉疼痛，登高时疼痛加剧，肌无力，腱反射减退，出现手套（袜子）型感觉障碍。

②重症：出现运动型神经病。首先表现下肢远端无力，合并肌肉疼痛或痉挛，腓肠肌压痛。腱反射消失，仅剩跟腱反射。上肢较少受累，感觉运动型多发性周围神经病也以运动障碍为主，四肢、手足部远端触觉、痛觉消失，震动觉、位置觉仅轻度减退。严重者出现下肢瘫痪及肌肉萎缩，并伴有自主神经系统障碍。此外，正己烷可抑制血胆碱酯酶，并可用碘解磷定复能。

（2）正己烷中毒的急救措施

出现多发性周围神经病变的中毒者应尽早脱离接触，及时治疗。

43. 苯中毒时如何急救?

苯是工业上广泛使用的一种有机溶剂和原料，属无色有芳香气味的油状液体，易挥发，易燃、易爆。苯在工业和生活中主要用于染料、药品、橡胶的制造等，其作为油漆和喷漆的溶剂和释剂时，若在通风不良场所或室内使用，可使人员短时间吸入高浓度的苯蒸气，引起急性中毒。

（1）苯中毒的症状

1）轻度中毒：表现为乏力、头痛、头晕、咽干、咳嗽、恶心、呕吐、视物模糊、步履蹒跚、幻觉等症状。

2）中度中毒：表现为眩晕、酒醉状（称为“苯醉”）、嗜睡、意识障碍、手足麻木、步履蹒跚等症状，甚至昏倒。

3）重度中毒：表现为意识丧失、血压下降、瞳孔散大、全身肌肉痉挛或抽搐等症状，可因呼吸麻痹而死亡，个别病例可有心室颤动。极高浓度苯蒸气中毒，可使人短时间内发生闪电式死亡。

（2）苯中毒的急救措施

1）应立即将中毒者移到空气新鲜处，脱去被污染的衣物，及时清洗被污染的皮肤（因为液态苯可经皮肤吸收）。

2）吸氧及肌内注射呼吸兴奋剂；呼吸停止时，立即进行人工呼吸。禁用肾上腺素，以免发生心室颤动。及时转运到医院进行解毒及采取必要的抢救措施。

44. 苯酚中毒时如何急救？

苯酚俗名石炭酸，为无色结晶或结晶溶块，具有特殊气味（与浆糊的味道相似），暴露于空气中或日光下逐渐变成粉红色至红色；在潮湿空气中，吸湿后，由结晶变成具有特臭气味、毒性、强腐蚀性的液体。苯酚在室温下微溶于水，能溶于苯及碱性溶液，易溶于乙醇、乙醚、氯仿、甘油等有机溶剂中，难溶于石油醚。常用于测定硝酸盐、亚硝酸盐及作为有机合成原料等。

苯酚主要用于生产酚醛树脂、己内酰胺、双酚 A、己二酸、苯胺、烷基酚、水杨酸等，此外还可用作溶剂、试剂和消毒剂等，在合成纤维、合成橡胶、塑料、医药、农药、香料、染料以及涂料等行业具有广泛的应用。

（1）苯酚中毒的症状

急性中毒可致呼吸道、消化道及皮肤黏膜刺激、灼伤。经一定潜伏期后，可出现急性肾功能衰竭。

（2）苯酚中毒的急救措施

1）应立即将中毒者带离现场，并转移到新鲜空气处，立即脱去污染的衣物，用大量流动清水冲洗受污皮肤至少 20 分钟。

2）若皮肤接触到苯酚，但创面较小，可先用 50% 乙醇擦拭创面，或用甘油、聚乙二醇以及用聚乙二醇和乙醇混合液（7∶3）涂抹皮肤，再立即用大量流动清水冲洗，并用饱和硫酸钠溶液湿敷。

3）给口服中毒者服用植物油 150 毫升，催吐后，温水洗胃至呕吐物无酚气味为止，再给予硫酸钠 15～30 毫克。消化道已有严重腐蚀时，勿采取上述处理。

4）早期给氧。合理应用抗生素，防治肺水肿和肝、肾损害等。肾上腺糖皮质激素的应用视灼伤程度及中毒病情而定。严重者需早期应用透析疗法排毒，以防治肾衰竭。口服者需防治食管瘢痕收缩狭窄。

45. 溴甲烷中毒时如何急救？

溴甲烷又称溴代甲烷或甲基溴，是一种无色、无味的气体。它具有强烈的熏蒸作用，能高效、广谱地杀灭各种有害生物，对土壤具有很强的穿透能力，能穿透到未腐烂分解的有机体中，从而达到灭虫、防病、除草的目的。溴甲烷的沸点低，低温下即可气化，因此土壤熏蒸后，残留在土壤内部的溴甲烷气体能迅速挥发，土壤短时间内可播种或定植。除了主要用作土壤熏蒸剂外，溴甲烷还用于需贮存的货物和易腐物品的熏蒸，有时也用作建筑物、船只和飞行器的消毒剂。由于溴甲烷无色无味，为了保证使用者的安全，常常在这种熏蒸剂中加入约 2%的催泪剂，用作警报剂。

急性溴甲烷中毒以神经系统、呼吸系统两个主要靶器官的临床表现最为突出，因而以此作为中毒分级的主要根据。除神经系统、呼吸系统的临床表现外，肾脏损害较常见，轻者尿中可见有蛋白、管型细胞及红、白细胞，严重者可发生肾衰竭，发展为尿毒症；肝脏损害亦较常见；个别病例出现心肌损害，重病例亦可发生周围循环衰竭。

（1）溴甲烷中毒的症状

1）轻度中毒。经数小时至数日潜伏期后出现较明显的头晕、头痛、乏力、步履蹒跚以及食欲不振、恶心、呕吐、咳嗽、胸闷等症状，并有下列情况之一：

①轻度意识障碍。

②轻度呼吸困难、肺部听到少量干湿啰音。

2）重度中毒。以上症状明显加重并出现下列情况之一：

①重度意识障碍。

②肺水肿。

（2）溴甲烷中毒的急救措施

1）立即将中毒者带离现场，更换污染衣物，并用清水、2%碳酸氢钠溶液或肥皂水清洗受污皮肤。

2）对接触反应者应至少观察 48 小时，根据出现的病情做对症处理。中毒者应卧床休息，保持安静，并应严密观察其病情变化。

3）治疗以对症治疗及支持治疗为主。要早期、积极地处理脑水肿、肺水肿等情况。

4）液态或高浓度溴甲烷可引起皮肤灼伤，其急救措施可参照化学灼伤急救。

46. 磷化氢中毒时如何急救?

磷化氢在工业生产中用途广泛，在磷化铝、磷化锌的制造、包装、运输及使用，磷化铝、磷化锌熏蒸粮谷、皮毛、中草药等过程中，相关工作人员均可接触到较高浓度的磷化氢。乙炔气的制造及硅铁运输中因原料中混合磷化钙等杂质，黄磷遇水、含磷酸钙的水泥遇水、半导体砷化镓扩磷遇酸也会产生磷化氢。从事镁粉、黄磷制备，含磷污泥处理、饲料发酵等作业的工作人员在一定条件下也可以接触到较高浓度的磷化氢气体。此外，含磷的锌、锡、铝、镁遇酸或受水作用也可产生磷化氢。

急性磷化氢气体中毒的主要靶器官为中枢神经系统和呼吸系统，可伴有心、肝、肾脏器的损害和功能异常。脏器损害和功能异常往往出现在中枢神经系统、呼吸系统损害后，并不单独发生。

（1）磷化氢中毒的症状

1）轻度中毒。短期吸入磷化氢气体后，出现明显头痛、头晕、恶心、呕吐、咳嗽、胸闷、胸痛等症状，并伴有轻度意识障碍、急性气管炎、支气管炎中的一项或多项。

2）中度中毒。轻度中毒症状加重，并伴有中度意识障碍、急性支气管肺炎、急性间质性肺水肿中的一项或多项。

3）重度中毒。中度中毒症状加重，并伴有重度意识障碍、肺泡性肺水肿、急性呼吸窘迫综合征、休克、猝死中的一项或多项。

（2）磷化氢中毒的急救措施

1）立即将中毒者带离现场，至安静场所，并注意保暖。皮肤或眼部受污染者，立即用清水彻底冲洗。

2）进行合理氧疗，必要时应用呼吸支持治疗。

3）积极防治脑水肿、肺水肿，应在早期足量、短程使用肾上腺糖皮质激素。

47. 有机氟中毒时如何急救？

有机氟化物在医药工业中有非常重要的应用。由于含氟有机化合物具有特异的生物活性和生物体适应性，含氟药物的疗效比一般药物均强几倍。20 世纪 70 年代以来，我国开始了含氟农药的研究，先后开发了伏草隆、氟乐灵、乙氧氟草醚等除草剂和氟蚜蝗、除虫脲、含氟拟除虫菊酯等杀虫剂，其中氟乐灵实现了工业化生产，果尔、虎畏、除虫脲等也有批量生产。氟在印染业也有广泛应用，因为氟元素的引入能增强染料的光泽和艳度，提高其耐晒、耐水、耐有机溶剂的性能。有机氟还是医药、农药和染料的重要原料和中间体。

（1）有机氟中毒的症状

1）轻度中毒。有头痛、头晕、咳嗽、咽痛、恶心、胸闷、乏力等症状，肺部有散在性干啰音或少量湿啰音，胸片见两肺中、下肺野肺纹理增强，边缘模糊等征象，符合急性支气管炎、支周炎临床征象。

2）中度中毒。

①轻度中毒的临床表现加重，出现胸部有紧束感、胸痛、心悸、呼吸困难、烦躁及轻度发绀，肺部局限性呼吸音减低，两肺有较多的干湿啰音，胸片见肺纹理增强、有广泛网状阴影，并有散在小点状阴影，使肺野透亮度降低，或见水平裂增宽、支气管袖口征，偶见克氏 B 线，符合间质性肺水肿临床征象。

②症状体征如上，两中、下肺野肺纹理增多，斑片状阴影沿肺纹理分布，多见于中、内带，广泛密集时可融合成片，符合支气管肺炎临床征象。

3）重度中毒。可出现急性肺泡性肺水肿、急性呼吸窘迫综合征、中毒性心肌炎，并发纵隔气肿，皮下气肿、气胸等症状。

4）吸入有机氟聚合物热解物后，出现畏寒、发热、寒战、肌肉酸痛等金属烟热样症状，可伴有咳嗽、胸部有紧束感、头痛、恶心、呕吐等，一般在24~48小时内消退。

（2）有机氟中毒的急救措施

1）凡确切吸入有机氟气体史者，无论有无自觉症状，必须立即离开现场，卧床休息，进行必要的医学检查和预防性治疗，并医学观察72小时。

2）早期给氧，氧浓度一般控制在50%~60%以内，慎用纯氧及高压氧。对出现急性呼吸窘迫综合征中毒者使用呼吸机时，可应用较低压力的呼气终末正压（PEEP值为0.5千帕左右）。

3）应在早期足量、短程应用肾上腺糖皮质激素。

对所有观察对象及中毒者应就地给予肾上腺糖皮质激素静脉注射等预防性治疗。中毒者根据病情轻重，在中毒后第1天可适当加大剂量，第1天以后足量短程静脉给药。中度以上中毒者，为防治肺纤维化，可在急性中毒期后继续小剂量间歇应用肾上腺糖皮质激素。

4）维持呼吸道畅通，可超声雾化吸入支气管解痉剂。咯大量泡沫痰者宜早期使用去泡沫剂二甲基硅油（消泡净）。对出现呼吸困难经采用内科治疗措施无效者，可行气管切开术。

5）出现中毒性心肌炎及其他临床征象时，治疗原则一般与内科相同。

6）合理选用抗生素，防治继发性感染。

7）患有氟聚合物烟尘热者，一般给予对症治疗。凡反复发病者，应给予防治肺纤维化的治疗。

48. 酒精中毒时如何急救?

急性酒精中毒是因过量摄取酒精使机体的神经系统、呼吸系统及循环系统受到影响，而产生不同程度的意识障碍，严重者表现为昏迷、呼吸抑制及休克。

急性酒精中毒的常见原因是“醉酒”。白酒含酒精 38%~70%，米酒含酒精 30%~40%，果酒含酒精 16%~48%，故酒精急性中毒多见于高度白酒的饮用中，偶尔也有因吸入大量酒精蒸气而致中毒者。

（1）酒精中毒的症状

1）中枢神经系统毒性。进入人体的酒精首先作用于大脑皮质，表现为兴奋作用。当中毒进一步加重时，皮质下中枢和小脑受累，中毒者出现步履蹒跚、共济失调等运动障碍，继而功能抑制出现精神失常，严重者出现昏睡或昏迷，最后发展为休克、呼吸衰竭。呼吸中枢麻痹是致死的主要原因。此外，由于血管扩张及缺氧可导致脑水肿。

2）休克。由于酒精为中枢神经系统抑制剂，可以抑制血管运动中枢，麻痹呼吸中枢和心脏，使皮肤血管扩张，常导致休克。

3）低血糖。饮酒发生的低血糖多由肝脏葡萄糖异生减弱，释放葡萄糖减少所致。

4）代谢性酸中毒。酒精中毒时，会导致肝脏中乳酸的利用障碍，另外，酒精会将丙酮酸还原成乳酸，易发生乳酸性酸中毒。

（2）酒精中毒的急救措施

1）对于昏迷者，确保其呼吸道通畅。

2）如果中毒者出现呕吐，应立刻将其置于稳定性侧卧位，以便于呕吐物的流出。

3）保持中毒者体温，尤其是在潮湿和寒冷的环境下，更应注意保暖。

4）检查中毒者呼吸、脉搏及反应程度，如有必要立即使用心肺复苏术。

5）将中毒者置于稳定性侧卧位，密切监视病情，每 10 分钟检查并记录呼吸、脉搏和反应程度。

6）清除毒物，对酒精中毒清醒者可用催吐法洗胃，昏睡或昏迷者应用 1%碳酸氢钠溶液或 0.5%活性炭混悬液插胃管洗胃，并可于胃管内注入浓茶。洗胃时要防止误吸及损伤胃黏膜。静脉输入果糖可加速血中酒精浓度下降。

◎专家提示

酒精的中毒剂量有个体差异，一般为 70~80 克，致死剂量为 230~500 克。许多毒物如汞化合物、砷化合物、硝基苯等能够使人体对酒精的耐受性下降，反之酒后对上述毒物的敏感性也增加。在 32 ℃高温条件下，酒精的毒性可提高 1~2 倍。

人体饮入的酒精 80%由十二指肠和空肠吸收，其余由胃吸收。胃内有无食物、胃肠道功能、酒精含量以及饮酒习惯，可影响酒精吸收的速度。空腹及嗜酒者吸收速度加快，脂肪类食物则可阻止其吸收。酒精吸收后，通过血液遍及全身组织，按组织含水量的比例分布，依下列顺序递减：肝、脾、肺、肾、心、脑和肌肉。在饮用酒精后 1 小时以内，血液中酒精含量较高，随后会迅速分解。

49. 丙烯腈中毒时如何急救?

丙烯腈是有机合成工业中的重要单体，是制造合成纤维、合成橡胶、塑料和合成树脂的原料。丙烯腈是无色、易燃、易挥发的液体，且有特殊杏仁气味。丙烯腈易经呼吸道、皮肤及胃肠道侵入体内。丙烯腈属高毒类，毒性作用原理与氰化氢相同，对呼吸中枢有直接的麻醉作用，对皮肤有刺激作用。

（1）丙烯腈中毒的症状

大多病例发病快，于接触丙烯腈后 1~2 小时内发病；个别病例发病较慢，在 14~24 小时内发病。

1）神经系统。轻度中毒者出现头晕、头痛、乏力、手足麻木、烦躁、恐惧不安，或短暂意识模糊等症状；重度中毒者出现四肢强直性、阵发性抽搐或昏迷等症状。

2）呼吸循环系统轻度中毒者出现胸闷、心悸、脉搏快、汗多、面色潮红或苍白、咽部充血等症状；重度中毒者出现口唇绀紫，呼吸减慢、不规则，甚至呼吸、循环衰竭而死亡等症状。

3）消化系统。可出现上腹不适，恶心、呕吐。

4）皮肤。可致接触性皮炎，表现为红斑、疱疹及脱屑，愈后留有色素沉着。

（2）丙烯腈中毒的急救措施

1）迅速将中毒者带离中毒现场，至空气新鲜处脱去污染衣物。受污的皮肤可用清水或 5%硫代硫酸钠溶液彻底冲洗后，再以硫代硫酸钠溶液反复湿敷。切忌未做处理就转送医院。口服中毒者，尽快用 5%硫代硫酸钠溶液洗胃。

2）对呼吸和心跳骤停者，立即施行人工呼吸、胸外心脏按压等综合性的心肺复苏术。

3）立即应用解毒药。先吸入亚硝酸异戊酯，再静脉注射 50%硫代硫酸钠溶液 20 毫升，必要时可反复应用；或 3%亚硝酸钠溶液 5~

15 毫升，加入 25%葡萄糖注射液 20 毫升静脉缓注，并立即在原针头中静脉注射 50%硫代硫酸钠液 20 毫升；或肌内注射 4-二甲基氨基苯酚后，立即静脉注射 50%硫代硫酸钠液 20 毫升。

4）经抢救，中毒者中毒症状消失后，仍需临床观察 48 小时，以防复发。

50. 苯的氨基、硝基化合物中毒时如何急救？

苯或其同系物（如甲苯、二甲苯、酚）环上的氢原子被一个或几个氨基（$-NH_2$）或硝基（$-NO_2$）取代后，即形成芳香族氨基或硝基化合物，苯胺和硝基苯分别为上述化合物的主要代表。氢在苯环不同位置上被不同数量的氨基或硝基、卤素或烷基取代而形成种类繁多的衍生物，常见的有苯胺、苯二胺、联苯胺、二硝基苯、三硝基甲苯、硝基氯苯等。它们在常温下是固体或液体，挥发性低、沸点高、难溶或不溶于水，易溶于脂肪、醇、醚、三氯甲烷（氯仿）及其他有机溶剂。苯的氨基、硝基化合物广泛应用于染料、制药、印刷、橡胶、炸药、农药、涂料、香料、油墨及塑料等工业。

在生产中，苯的氨基、硝基化合物主要以粉尘或蒸气的形态存在于空气中，既可经呼吸道吸入体内，也可被皮肤吸收，液态化合物主要经皮肤进入体内。苯的氨基、硝基化合物中毒，常因在生产中热料喷洒到身上，或苯胺的分装、搬运及装卸过程中，外溢的液体经浸湿的衣服、鞋袜沾染皮肤而吸收中毒，其吸收率随气温、相对湿度的增加而增加。

（1）苯的氨基、硝基化合物中毒的症状

1）急性中毒：

①轻度中毒。口唇、耳郭、指（趾）端轻微发绀，可伴有头晕、

头痛、乏力、胸闷等轻度缺氧症状，血液中高铁血红蛋白浓度≥10%。

②中度中毒。全身中毒症状加重，皮肤、黏膜明显发绀，出现心悸、气短、恶心、呕吐、反应迟钝、嗜睡等明显缺氧症状，血液中高铁血红蛋白浓度≥10%，且伴有轻度溶血性贫血，变性珠蛋白小体增高，急性轻、中度中毒性肝病，轻、中度中毒性肾病，化学性膀胱炎的一项或多项。

③重度中毒。皮肤、黏膜重度发绀，可伴意识障碍，血液中高铁血红蛋白浓度≥10%，且伴有重度溶血性贫血、急性重度中毒性肝病、重度中毒性肝病中的一项或多项。硝基苯中毒时以神经系统症状最为明显，严重者可有高热、多汗、脉缓、初期血压升高、瞳孔扩大等植物神经功能紊乱症状。二硝基苯中毒发病较硝基苯慢，但中毒症状较后者重。

2）慢性中毒：

①轻度中毒。有明显及持续的神经衰弱综合征表现及心动过速、过缓，多汗等植物神经功能障碍，可有食欲不振、恶心、腹胀等症状，伴肝大、肝功异常，可有轻度贫血。

②重度中毒。除上述症状外，出现明显的贫血、肝功异常，有些毒物可引起黄色肝萎缩。

急性苯的氨基、硝基化合物中毒的诊断可依据国家标准《职业性急性苯的氨基、硝基化合物中毒的诊断》（GBZ 30—2015）进行。

（2）预防中毒的措施

1）改革工艺流程及设备，尽量用低毒或无毒代替有毒的新工艺方法，如用1-磺酸代替β-萘胺；用湿的盐酸联苯胺代替联苯胺。生产操作过程实行密闭、自动化管理，采用隔离间进行仪表控制操作、机械手代替人工操作等以避免工作人员直接接触毒物。

2）建立检修制度，遵守操作规程，尽量杜绝或减少跑、冒、滴、漏现象。在有毒作业及设备检修过程中，做好个人防护。

3）合理使用防护设备，遵守卫生条例，工作人员均应穿戴合适的工作服、内衣、橡胶防护手套及长筒胶鞋。入釜检修时还应佩戴送风式防毒面具。工作服溅上液体化合物时要立即更换并用温水洗净皮肤污染处或全身。不在车间内吸烟、进食；工作服、手套应勤洗勤更换等。

4）做好就业上岗前体检和定期体检，及时发现职业禁忌证，如血液病、肝病、心血管疾病、内分泌病、神经系统疾病、皮肤病等。

5）加强通风排毒，降低车间空气中有害物质浓度。

◎案例

2005 年，某染料厂苯胺车间的苯胺还原釜的冷却管突然停水，反应热无法导出而致反应越来越剧烈，最终造成还原釜爆炸。烈火和剧毒的浓烟充满整个车间及车间周围的厂区。几百名解放军战士、本厂职工、消防战士参加救火，经过 1 个多小时的英勇搏斗，终于战胜火灾，保住国家财产。但是参加救火的绝大多数人员发生急性苯胺中毒。轻度中毒者在门诊给予 50%葡萄糖注射液 100 毫升加入 2 克维生素 C，静脉滴注后回家休息者未做统计，收住院抢救治疗的中毒者则有 124 人。

（3）苯的氨基、硝基化合物中毒的抢救措施

1）清洗消毒。中毒者进入医院后首先脱掉被毒物污染的衣服、鞋袜等，并彻底清洗被污染的皮肤、头发等，防止毒物继续侵入人体。

2）吸氧。凡发绀严重、呼吸困难者都予以吸入氧气；呼吸困难

严重者给予呼吸中枢兴奋剂如尼可刹米（可拉明）、盐酸洛贝林等。

3）解毒。服用大剂量还原药物，如美蓝每次用量 2 毫克/千克（体重），可重复使用，但用量不宜过大；口服 2~7 克维生素 C。

4）促排。大剂量输液，如 10%葡萄糖注射液和 5%糖盐水交替使用，每日 2 000~3 000 毫升；大量饮用绿豆汤，可促进体内毒物排泄。

5）对症处理。对恶心、呕吐、头痛、头晕者应用针灸、中药、镇痛药等治疗。

51. 汽油中毒时如何急救?

汽油主要成分为 $C_4 \sim C_{12}$ 的混合烃类，为无色或淡黄色，易挥发、易燃，具有特殊臭味的液体，不溶于水，易溶于苯、二硫化碳、醇及脂肪。汽油为麻醉性毒物，可导致中枢神经系统功能障碍，对皮肤黏膜也有刺激作用。因不同产地的汽油含不饱和烃、硫化物和芳香烃的量不同，毒性亦不同。当汽油中上述化合物含量增加或作为汽车燃料使用时加入添加剂，汽油的毒性相应增高。本品主要经呼吸道侵入机体，皮肤吸收次之，也可经消化道吸收。吸入汽油浓度为 1 851~2 165 毫克/米^3，或口服汽油 20~30 毫升或 7.5 克/千克（体重）可致死。

（1）汽油中毒的症状

1）轻度中毒。汽油中毒者表现为中枢神经系统麻醉症状，可有头痛、头晕、恶心、呕吐、烦躁、视物模糊、步履蹒跚等症状；或出现哭笑无常及兴奋不安等情绪反应；或有意识模糊、嗜睡等轻度意识障碍；并可有眼部、呼吸道黏膜刺激症状，如眼结膜充血、流泪、流涕、咳嗽等。

2）重度中毒。吸入较高浓度的汽油后，可出现四肢抽搐、眼球震颤、昏迷，或有谵妄等精神失常症状，尚可发生化学性肺炎。极高浓度吸入还可引起意识突然丧失，反射性呼吸停止，导致死亡。

3）吸入性肺炎。汽油液体吸入呼吸道后，可出现剧烈咳嗽、胸痛、发热、呼吸困难、发绀等症状，也可有铁锈色痰。肺部可闻呼吸音粗糙或干湿啰音，胸片可见片状或致密团块阴影，少数可有渗出性胸膜炎。

4）急性口服中毒。口服汽油者可感到口渴，口腔、咽喉及胸骨有灼烧感，同时出现腹绞痛、恶心、呕吐、腹泻及排尿疼痛等症状。口服汽油后若未及时处理，导致汽油被大量吸收，可出现嗜睡、口唇紫绀、呼吸表浅、脉搏细速等症状，有的还可继发肺炎、中毒性肝炎、肾炎等。

5）皮肤中毒。皮肤接触汽油后可发生急性皮炎，出现红斑、水疱及搔痒。

（2）汽油中毒的急救措施

1）迅速将中毒者带离中毒现场，置于空气新鲜处。脱去污染的衣物，肥皂水清洗受污皮肤；若眼部接触到汽油，可用2%碳酸氢钠溶液冲洗并滴抗生素眼膏。

2）对口服中毒者一般不进行催吐或洗胃，以防反胃而增强吸收或误吸入肺内。口服时间不久者，可饮牛奶或以植物油、温水小心洗胃，继之可给10%药用炭混悬液100~200毫升口服，以吸附剩余毒物，再用硫酸钠（芒硝）或硫酸镁导泻。

3）呼吸和心跳骤停者，应立即施行人工呼吸和胸外心脏按压直至送达医院。

4）较高流量的氧吸入。

5）对吸入性肺炎者可给予短程肾上腺糖皮质激素治疗，注射抗生素，以防止局部继发感染。

6）皮肤起水疱者，应严格消毒并包扎。

7）对症治疗。

8）抢救中严禁使用肾上腺素，以免引起心室颤动。

52. 沼气中毒如何急救?

沼气是粪便、垃圾和一些庄稼废料混杂之后，经细菌发酵所产生的多种气体，其中主要成分是甲烷。沼气池里的甲烷浓度很高，如果沼气池密闭性差，甲烷散入空气，浓度只要达到0.25%~0.3%，人吸入之后就会中毒。吸入的甲烷越浓，中毒越严重，甚至致命。

（1）沼气中毒的症状

1）轻度中毒。出现头微痛、头晕、浑身无力、走路摇晃、气短气急、呼吸不畅的症状。

2）中度中毒。除了上述症状外，还有呼吸急促、口唇紫绀、剧咳、痰中可能带有血丝，这就是一种肺炎的表现（医生称它为“化学物质的吸入性肺炎”，是甲烷将肺“化学烧伤”之后的一种表现）；严重者可出现呼吸困难、全身发青、咯出粉色泡沫状痰，这是肺水肿的症状。

3）重度中毒。主要表现为头痛加重，呈喷射状呕吐，逐渐出现神志不清，终至昏迷不醒，瞳仁散大，最终呼吸衰竭、血压下降，生命垂危。

（2）沼气中毒急救措施

1）先将中毒者带离中毒场所，至空气清新、流通的地方，解开其领口，使呼吸通畅。

2）条件允许可以进行吸氧，以缓解缺氧。

3）已出现吸入性肺炎、肺水肿或脑水肿等症状者，必须火速送入医院，由医生救治。

53. 发生食物中毒时，常用的急救方法有哪些?

一旦发现食物中毒，应尽快送中毒者到医院救治，并及时向所在地卫生行政部门报告。现场急救和消毒措施有：

（1）尽快催吐

中毒发生不久，毒素尚未大量吸收，可用以下办法催吐，减少吸收：

1）用筷子或手指轻碰中毒者咽壁，促使呕吐。

2）如毒物太稠，可取食盐 20 克，加冷开水 200 毫升让中毒者喝下，多喝几次即可呕吐。

3）用鲜生姜 100 克捣碎取汁，用 200 毫升温开水冲服，让中毒者喝下促使呕吐。

4）肉类食品中毒，则可服用十滴水促使呕吐。

（2）药物导泻

食物中毒时间超过 2 小时、精神较好者则可服用大黄 30 克，一次煎服；老年体质较好者，可采用番泻叶 15 克，一次煎服或用开水冲服。

（3）解毒护胃

1）取食醋 100 毫升加水 200 毫升，稀释后一次服下。

2）可用紫苏 30 克，生甘草 10 克一次煎服。

3）可口服牛奶和生鸡蛋清，以保护胃黏膜，减少毒物刺激，阻止毒物吸收，并有中和解毒作用。

（4）对昏迷者不宜催吐

如果中毒者已发生昏迷，则禁止对其催吐。因为在昏迷状态下，催吐可使残留于胃内的毒物堵塞气管，引起呼吸困难，甚至窒息。

（5）就地封存消毒

对发生食物中毒的现场，应就地搜集和封存一切可疑的中毒食物。对细菌毒素或真菌食物中毒、化学性食物中毒以及不明原因的食物中毒，所剩食物均应烧毁或深埋。与中毒食物接触的用具、容器等要彻底清洗消毒，可用碱水清洗，然后煮沸；不能煮沸的用 0.15% 漂白粉浸泡 10~20 分钟，然后清洗干净。

54. 安眠药中毒如何急救?

安眠药有多种，医学上往往以使人入睡时间的长短进行分类。

安眠药通过对中枢神经系统给予广泛性的抑制，使中枢神经系统从兴奋状态转变为抑制状态从而缩短入睡时间，延长睡眠时间，并且增加深度睡眠的比例，从而提高睡眠的质量。使用安眠药需要根据医生的建议和处方进行，不应随意滥用，以免出现依赖、耐受性、中毒等问题。

（1）安眠药中毒的症状

1）轻度中毒。嗜睡；对周围声音无反应；言语不清，但有判断力，生命体征平稳。

2）中度中毒。浅昏迷，呼吸浅慢，不能对答，但血压还能维持正常。

3）重度中毒。深昏迷（在医学上，这是最重的意识不清），下肢反射亢进。随着中毒加重，全身松软，瞳孔散大（也可缩小）；呼吸不仅浅而慢，还会中断，极不规律；脉搏变细变弱，血压下降。严重时可出现呼吸消失、休克，危及生命。

（2）安眠药中毒的急救措施

1）刚服食不久，可进行催吐。可边送医院边进行，但前提是中毒者必须处于清醒状态。

2）到最近医院立刻洗胃。多次洗胃，直至洗出的水清澈明亮。洗完后，再向胃内注入活性炭或者硫酸钠吸附胃内毒素和有害物质并导泻。

3）若中毒者已经昏迷，要保持其呼吸道通畅；如中毒者不断流涎，应让中毒者侧卧，以便于唾液的排出 。

4）必须注意昏迷者呼吸情况。如果发现中毒者呼吸变慢、变浅，可以在中毒者两次呼吸之间，做一次人工呼吸。如果有氧气，可以进行吸氧。

5）中毒症状明显，可静脉注射 10%葡萄糖注射液，再立即送入医院。输入葡萄糖注射液，有助于重度中毒者血压上升，对轻度中毒者能利尿排毒。

55. 砒霜中毒如何急救?

砒霜的化学名为三氧化二砷，为无特殊气味的白色粉末，与面粉、淀粉、小苏打很相似，所以容易误食中毒。

砒霜的毒性很强，进入人体后能破坏某些细胞呼吸酶，使组织细胞不能获得氧气而死亡；还能强烈刺激胃肠黏膜，使黏膜溃烂、出血；亦可破坏血管、肝脏，严重者会因呼吸和循环衰竭而死。砒霜还严重损害心脏、肝和肾等脏器。

（1）砒霜中毒的症状

1）口内有金属味，这个症状很特殊，是砒霜中毒的先兆。

2）感到胸闷、不适。

3）恶心、呕吐，泻出泔水样粪便，腹痛，身体极度虚弱。

4）体温下降，出现虚脱。严重者会出现尿少、尿无、循环衰竭、胡说乱动、小腿抽筋、神志不清等症状，甚至昏迷，最终因呼吸麻痹致死。

（2）砒霜中毒的急救措施

1）发现有人误食砒霜中毒，要尽快催吐，以排出毒物。催吐方法是让中毒者大量饮用温开水或稀盐水（一杯水中加一匙食盐）。然后将食指和中指伸入中毒者口中，放到舌根处，按压舌根，刺激咽部呕吐。最好让中毒者反复饮水和呕吐，直至吐出的液体颜色如水样为止。

2）可将烧焦的馒头研成末，让中毒者吃下，以吸附毒物。也可大量饮用牛奶、蛋清以保护胃黏膜。

（3）急救的注意事项

砒霜中毒后，是否接受了正确的急救处理，是决定中毒者生死的关键。经适当处理后的中毒者应快速送往医院，因为现代医学对砒霜中毒已有了特效解毒剂——二巯基丙醇，它进入人体后能与毒物结合形成无毒物质。

56. 神经性毒剂中毒时如何急救？

神经性毒剂都含有磷，此类毒剂系胆碱能神经毒剂，主要是抑制体内胆碱酯酶的活性，致使胆碱酯酶不能水解乙酰胆碱，造成乙酰胆碱大量蓄积，使得被胆碱能神经支配的器官活动过度，尤其是副交感神经机能亢进最为突出。

（1）神经性毒剂中毒的症状

各种神经性毒剂急性中毒的症状基本相同，中毒程度和首先出现的局部症状，随毒剂剂量大小和中毒途径不同而有所差异。根据神经性毒剂的毒理，中毒主要症状和体征可归结为毒蕈碱样（muscarinic，M 样）、烟碱样（nicotinic，N 样）和中枢神经系统症状三个方面。

1）毒蕈碱样症状和体征：毒剂作用于汗腺、唾液腺、泪腺、鼻黏膜腺、支气管腺和胃肠道腺，引起分泌增加，表现为出汗、流涎、流泪、鼻溢、干湿啰音和食欲不振并厌食。毒剂作用于支气管平滑肌、胃肠道平滑肌、膀胱逼尿肌和括约肌、睫状肌和虹膜括约肌，引起平滑肌收缩（膀胱括约肌松弛），表现为胸闷胸痛、咳嗽气短、呼吸困难、恶心呕吐、胃灼热感、肠鸣音亢进、腹痛、腹泻、大便失禁、尿频、尿失禁、瞳孔缩小、前额疼痛、视物模糊。毒剂抑制心血管平滑肌，表现为心动徐缓、血压下降。

2）烟碱样症状和体征：毒剂作用于交感神经节和肾上腺髓质，引起兴奋，表现为皮肤苍白、心率加快，有时血压升高。毒剂作用于骨骼肌的神经肌肉接头处，引起神经和肌肉先兴奋后麻痹，表现为肌颤、肌无力、肌麻痹、呼吸肌麻痹导致窒息。

3）中枢症状和体征：毒剂作用于中枢神经系统，引起中枢神经系统先兴奋后抑制，表现为紧张、焦虑、恐惧不安、情绪不稳、眩晕、多梦、失眠、头痛、表情淡漠、抑郁、嗜睡、注意力不集中、反应迟钝、语言不清、运动失调、全身无力、惊厥、昏迷、反射消失，呼吸中枢、循环中枢抑制，紫绀、血压下降，呼吸中枢麻痹导致死亡。

（2）中毒症状分类

1）轻度中毒：以毒蕈样症状为主，兼有轻度中枢症状和局部烟碱样症状。出现缩瞳、胸闷、呼气性呼吸困难、心动徐缓或过速、流涎、多汗、恶心、呕吐等毒蕈碱样症状；有紧张、焦虑、恐惧不安、情绪不稳、眩晕、失眠、多梦等轻度中枢神经系统症状；有疲乏无力、面部眼睑肌颤等局部烟碱样症状。全血胆碱酯酶活力下降到正常值的70%左右。

2）中度中毒：在毒蕈碱样症状和中枢症状加重的同时，出现明显的烟碱样症状。毒蕈碱样症状有视物模糊、鼻溢、呼吸困难逐渐加重、胸部有紧束感、气促、喘鸣，伴有紫绀、呕吐、腹泻、大汗等；中枢症状有头痛、震颤、嗜睡、注意力不集中、记忆障碍、反应迟钝，个别出现淡漠抑制和孤僻症状；烟碱样症状有全身肌颤、腱反射亢进、行动不稳。全血胆碱酯酶活力下降到正常的40%左右。

3）重度中毒：中枢神经系统症状、毒蕈碱样症状和烟碱样症状同时出现且严重，以中枢症状更为突出。由于病情迅速发展，上述症状更为明显：瞳孔缩小呈针尖状，大汗、大量流涎、大量水样分泌物由口鼻流出，支气管腺体分泌物增加而引起呼吸阻塞，紫绀加重，腹部疼痛加重，大小便失禁；全身广泛性肌颤、四肢抽搐、运动失调、语言不清、组词困难，出现强直性或阵发性惊厥、昏迷、瞳孔对光反射消失、瞳孔放大、潮式呼吸，最后由于呼吸功能麻痹而死。全血胆碱酯酶活力下降到正常的20%以下。

不同物质形态的神经性毒剂中毒，首先出现的局部症状和潜伏期均有区别。蒸气态或气溶胶态神经性毒剂中毒时，首先出现眼和呼吸道局部症状，在数分钟内出现瞳孔缩小、前额疼痛、视物模糊、胸闷和喘息，并有流泪、结膜充血、流鼻涕、鼻黏膜充血等体征，然后迅速出现全身中毒症状；液滴态神经性毒剂对皮肤无刺激性，中毒后不易立即发现，起初会出现局部肌颤和出汗。由于毒剂经皮肤吸收较慢，一般经过几十分钟到几小时的潜伏期后，出现全身中毒症状，但出现明显全身中毒症状后，则病程发展迅速。由于毒剂经皮肤逐步吸收入血液，首先抑制血液胆碱酯酶活力，所以通常血液胆碱酯酶活力受到明显抑制后才出现全身中毒症状。口服被神经性毒剂污染的水和食物首先会出现腹痛、呕吐、腹泻等胃肠道症状，然后迅速出现全身中毒症状。毒剂液滴落入伤口可迅速被吸收，引发全身中毒，危险性很大，局部中毒的主要症状是伤口部位肌肉抽动，无炎症现象。

（3）神经性毒剂中毒的急救措施

1）呼吸道吸入者，应立即离开现场，至空气新鲜流通的地方；有条件者可进行吸氧。

2）如果皮肤黏膜沾染毒物，应立即脱去衣物，并用肥皂或其他碱性溶液充分清洗患处。

3）毒物已经进入消化道者，应立即用碱性溶液（小苏打水、淡肥皂水）洗胃、催吐等，再应用特效拮抗药物，如阿托品类等。同时使用胆碱酯酶复活剂，如碘解磷定、氯解磷定、双复磷等。

第四部分 化学烧伤的急救

57. 发生化学性眼灼伤时，如何急救？

酸、碱等化学物质溅入眼部引起损伤的程度和预后决定于化学物质的性质、浓度、渗透力，以及化学物质与眼部接触的时间。能够引起化学性眼灼伤的常见化学物质有硫酸、硝酸、氨水、氢氧化钾、氢氧化钠等，其中碱性化学物质的毒性较大。

（1）灼伤的症状

1）低浓度酸、碱灼伤时，会出现眼球刺痛、流泪、怕光，眼睑、结膜充血，结膜和角膜上皮脱落等症状。

2）高浓度酸、碱灼伤时，会出现眼球剧烈疼痛、流泪、怕光、眼睑痉挛、眼睑及结膜高度充血水肿、局部组织坏死等症状。

3）严重的酸、碱灼伤时，可损害眼的深部组织，出现虹膜炎、前房积脓、晶体浑浊、全眼球炎，甚至眼球穿孔、萎缩或继发性青光眼等症状。

（2）灼伤急救措施

1）发生化学性眼灼伤后，应立即用清水彻底冲洗眼部。现场可用自来水冲洗，冲洗时间要充分，通常为半小时左右。如无水龙头，可将头浸入盛有清洁水的盆内，用手将上、下眼睑翻开，眼球在水中轻轻晃动冲洗，然后再送医院治疗。

2）用生理盐水冲洗，以去除和稀释化学物质。冲洗时，应注意穹隆部结膜是否有固体化学物质残留，并去除坏死组织。眼部若进入了石灰和电石颗粒，应先用蘸有植物油的棉签清除，再用水冲洗。

58. 发生化学性皮肤灼伤时，如何急救?

（1）迅速将伤员带离现场，脱去污染的衣物，用大量流动清水冲洗受污皮肤20~30分钟，被碱性物质污染的皮肤冲洗时间应延长。特别注意眼及其他特殊部位，如头面、手、会阴的冲洗，灼伤创面经水冲洗后，必要时应进行合理的中和治疗，例如氢氟酸灼伤，经水冲洗后需及时用钙、镁的制剂进行局部中和治疗，必要时用葡萄糖酸钙溶液进行动、静脉注射。

（2）化学灼伤创面应彻底清创、剪去水疱、清除坏死组织。深度创面应立即或早期进行削（切）痂植皮及延迟植皮。例如黄磷灼伤后应及早切痂，防止磷吸收中毒。

（3）对有些化学灼伤，如氰化物、酚类、氯化钡、氢氟酸等的灼伤，在冲洗时应进行适当解毒急救处理。

（4）化学灼伤合并休克时，冲洗要从速、从简，并积极进行抗休克治疗。

（5）积极防治感染、合理使用抗生素：

1）清创后，创面外搽1%磺胺嘧啶银乳膏（磺胺过敏者忌用）。

2）伤后3天内使用青霉素，预防乙型链球菌感染。

3）大面积深度灼伤、休克期病情不平稳、经长途转运、合并爆炸伤或创面严重感染、不易干燥、有出血点、创缘明显炎性浸润，伤后第二天即应调整抗生素，选择主要针对革兰氏阴性杆菌的抗生素，如氨苄青霉素、氧哌嗪青霉素或第二、三代头孢菌素（头孢哌酮），必要时联合应用一种氨基糖苷类抗生素（链霉素、庆大霉素或丁胺卡那霉素等），并兼用抗阳性球菌的抗生素。若有继续使用抗生素的指征，根据药敏重新调整抗生素。

4）植皮手术前创面培养分离到乙型溶血性链球菌，必须术前和术后全身应用大剂量青霉素。青霉素过敏者选用红霉素。

5）灼伤后期引起败血症的病原菌主要是金黄色葡萄球菌，故应选择对金黄色葡萄球菌敏感的抗生素，但大多数金黄色葡萄球菌对青霉素具有耐药性，因此常选用耐青霉素酶的青霉素作为抗生素，如苯唑青霉素（P12）或头孢菌素（第一代如头孢氨苄、头孢唑啉、头孢噻吩），但仍不能忽视革兰氏阴性杆菌感染的可能性。

6）关于重症感染中抗生素的应用，一般原则为一种β-内酰胺类抗生素（包括青霉素类和头孢菌素类）加一种氨基糖苷类（包括链霉素、庆大霉素、丁胺卡那霉素等）较为合适，具体用药方案应取决于致病菌种类和药敏试验。

（6）腐蚀物质造成的灼伤与一般火灾的烧伤、烫伤不同，伤员起初没有强烈的疼痛感，但当有痛感时，说明皮肤组织已经发生灼伤。所以当腐蚀物质接触皮肤后，应迅速采取急救措施。常见不同腐蚀物质触及皮肤时的急救方法如下：

1）氢氧化钠、氢氧化钾、氢化钙、氢碘酸、氢溴酸、氯磺酸触及皮肤时，应立即用水冲洗。如皮肤已腐烂，应用水冲洗 20 分钟以上，再送往医院治疗。

2）三氯化磷、三溴化磷、五氯化磷、五溴化磷、溴触及皮肤时，应立即用清水冲洗 15 分钟以上，再送往医院治疗。

3）盐酸、磷酸、偏磷酸、焦磷酸、乙酸、乙酸酐、氢氧化铵、次磷酸、氟硅酸、亚磷酸、煤焦酚触及皮肤时，立即用清水冲洗。

4）无水三氯化铝、无水三溴化铝触及皮肤时，可先干拭，然后用大量清水冲洗。

5）甲醛触及皮肤时，可先用水冲洗后，再用酒精擦洗，最后涂以甘油。

6）碘触及皮肤时，可用含淀粉的物质（如米饭等）涂擦，这样可以减轻疼痛，也能褪去碘在皮肤上留下的色素。

化学性皮肤灼伤是化学物质直接对皮肤的刺激腐蚀作用及化学反应热引起的急性皮肤损伤，可伴有热灼伤、眼灼伤和呼吸道灼伤，有些化学物质可经皮肤、黏膜吸收而导致中毒。

59. 发生酸灼伤时，如何急救？

酸灼伤大多由硫酸、硝酸、盐酸引起，此外，还包含铬酸、高氯酸、氯磺酸、磷酸等无机酸和乙酸、冰醋酸等有机酸。酸性化学物质液态时可引起皮肤灼伤，气态时吸入可造成呼吸道的吸入性损伤。灼伤的程度与皮肤接触酸的浓度、范围以及伤后是否及时用大量流动水冲洗有关。有机酸种类繁多，化学性质差异大，其致灼伤作用一般较无机酸弱。

（1）酸灼伤的症状

1）酸灼伤引起的痂皮色泽不同，是因各种酸与皮肤蛋白形成不同的蛋白凝固产物所致，如硝酸灼伤产生的痂皮为黄色、黄褐色；硫酸灼伤产生的痂皮为深褐色、黑色；盐酸灼伤产生的痂皮为淡白色或灰棕色。

2）酸性化学物质与皮肤接触后，会使细胞脱水、蛋白凝固而阻止残余酸向深层组织侵犯，故病变常不侵犯深层（氟化氢除外）皮肤组织，形成以Ⅱ度灼伤为主的痂膜，其痂膜不易溶解、脱落。

3）Ⅱ度酸灼伤的痂皮，其外观、色泽、硬度类似Ⅱ度灼伤的焦痂。缺乏皮下组织的部位，如手背、前胫骨、足背、足趾等处，较长时间接触强酸较易造成Ⅱ度灼伤。一般痂皮色浅、柔软者，灼伤较浅；痂皮色深、较韧如皮革样，伤口脱水明显而内陷者，灼伤较深。

（2）酸灼伤的急救措施

1）迅速脱去或剪去污染的衣物，创面立即用大量流动清水冲洗，冲洗时间为 20～30 分钟。硫酸灼伤强调用大量清水快速冲洗，以便既能稀释酸，又能降低伤口的温度。

2）冲洗后以 5%碳酸氢钠液湿敷，中和治疗后再用水冲洗，以防止酸性物质进一步渗入。

3）清创，去除水疱，以防酸液残留而继续作用。

4）创面一般采用暴露疗法或外涂 1%磺胺嘧啶银乳膏。

5）头、面部化学灼伤时要注意眼、呼吸道的情况，如发生眼灼伤，应立即彻底冲洗。如有酸雾吸入，注意防范化学性肺水肿的发生。

60. 硝酸灼伤时的急救措施有哪些？

硝酸（HNO_3）属于酸性腐蚀品，硝酸纯品为无色透明的发烟液体，有酸味，溶于水，在醇中会分解，为强氧化剂，能使有机物氧化或硝化。它用途极广，主要用于有机合成，生产化肥、染料、炸药、火箭燃料、农药等，还常用于分析试剂、电镀、酸洗等作业。在工业生产活动中或意外泄漏的情况下，如果不注意防护、处置不当可引起皮肤或黏膜灼伤、腐蚀，同时，产生的氮氧化物气体可对呼吸系统造成严重损害。

皮肤组织接触硝酸液体后可对皮肤产生腐蚀作用。硝酸与局部组织的蛋白质结合形成黄蛋白酸，使局部组织变为黄色或橙黄色，后转为褐色或暗褐色，严重者形成灼伤、腐蚀、坏死、溃疡。硝酸蒸气中含有多种氮氧化物，如 NO、NO_2、N_2O_3、N_2O_4 和 N_2O_5 等，其中主要成分为 NO。人体吸入后，硝酸蒸气会缓慢地溶解于肺泡表面上的液体中，并逐渐与水作用，生成硝酸和亚硝酸，对肺组织产生剧烈的刺激和腐蚀作用，使肺泡和毛细血管通透性增加，而导致肺水肿。

急救措施：

（1）皮肤或眼睛接触。硝酸有强腐蚀性，可引起组织快速损伤，如果不迅速、充分处理，可引起严重刺激和炎症，出现严重的化学灼伤；稀硝酸可使皮肤变硬，无明显腐蚀作用。皮肤接触硝酸后应立即撤离现场，脱去污染衣物，创面用大量流动清水冲洗 20～30 分钟，然后以 5%碳酸氢钠弱碱溶液或 3%氢氧化钙溶液浸泡或湿敷 1 小时左右，也可用 10%葡萄糖酸钙溶液冲洗，然后用硫酸镁浸泡 1 小时，并尽快就医。眼睛接触后应立即撤离现场，翻开上、下眼睑，用流动清水彻底冲洗并尽快就医。

（2）食入。食入硝酸可引起口腔、咽部、胸骨后和腹部剧烈灼热性疼痛，口唇、口腔和咽部可见灼伤、溃疡，并吐出大量褐色物，严重者可发生食管、胃穿孔及腹膜炎、喉头痉挛、水肿、休克。食入后，可口服牛奶、蛋清，禁止催吐、洗胃。

（3）吸入。硝酸蒸气有极强烈刺激性，会腐蚀上呼吸道和肺部，急性中毒时可产生呼吸道刺激反应，引起肺损伤，降低肺功能。吸入硝酸蒸气时可能当时不会出现明显的反应，但是数小时后会出现迟发症状，如呛咳、咽喉刺激、咽喉水肿、胸闷、气急、窒息，严重者经一定潜伏期（几小时至几十小时）后会出现急性肺水肿。

急救中，救援人员必须佩戴防护面罩进入现场。如无防护面罩，可用小苏打（碳酸氢钠）稀溶液浸湿的毛巾捂住口鼻短时间进入现场，快速将伤员移至上风向空气清新处。注意保持伤员呼吸通畅，如有义齿须摘除，必要时给予吸氧，可雾化吸入舒喘灵气雾剂，或5%碳酸氢钠加地塞米松雾化吸入。如果伤员呼吸、心跳停止，应立即进行心肺复苏；如果伤员呼吸急促、脉搏细弱，应进行人工呼吸，给予吸氧，同时肌内注射呼吸兴奋剂尼可刹米（可拉明）0.5~1.0克。

61. 硫酸灼伤时的急救措施有哪些？

硫酸有强烈的腐蚀性和吸水性，遇水会产生高热而爆炸。硫酸与许多物质，特别是木屑、稻草、纸张等接触会有剧烈反应，释放高热，并可引起燃烧；遇到电石、高氯酸盐、硝酸盐、苦味酸盐、金属粉末及其他可燃物等能发生剧烈反应，引发爆炸或燃烧。

硫酸主要应用于化肥工业，用于制造磷酸、过磷酸钙和硫酸铵。在石油工业中，硫酸用于汽油、润滑油等产品的精炼，钢铁工业需用硫酸进行酸洗，以去除钢铁表面的氧化铁皮，所以从事这些行业的工人都有机会接触到硫酸。

急救措施：

（1）吸入硫酸气体时，首先应将硫酸污染源移走或者将伤员转移到有新鲜空气的地方。如果伤员呼吸困难，最好在专业人员帮助下进行吸氧。切忌让伤员到处走动。肺水肿的症状可能会在意外发生后48小时之内出现，因此应对伤员进行至少48小时的医学观察。

（2）皮肤表面接触到硫酸，应尽快用温水轻轻冲洗接触到硫酸的部位至少20~30分钟。如果伤员仍感到刺热疼痛，则要继续冲洗，冲洗过程不能中断。冲洗过程中，应将被硫酸污染过的衣物、鞋子和其他皮制品（如手表带，皮带）脱下扔掉。

（3）眼睛接触到硫酸，要尽快用温水轻轻冲洗至少 20~30 分钟，冲洗过程中要打开眼睑。如果条件允许的话，应尽快用中性生理盐水冲洗。另外要特别注意的是，冲洗过程中，不要让冲洗眼睛的水溅到未被污染的眼睛或面部。如果反复冲洗后，伤员仍感到刺热疼痛，则应尽快将伤员送到急救部门。

（4）若不慎吞下硫酸，伤员已经失去意识或正在抽搐时，切忌向伤员嘴里送任何东西。若伤员神志清醒，应用水彻底地冲洗伤员的口腔，但不要诱导伤员呕吐，再让伤员喝下 240~300 毫升的水，用以稀释胃部的硫酸。如有牛奶，可以在伤员喝水后让其喝下。如果伤员发生自发性呕吐，则要反复给伤员喝水，并且尽快将伤员送到急救部门。

62. 氢氟酸烧伤，如何急救？

氢氟酸是一种无机酸，具有强腐蚀性，它可以引起特殊的生物性损伤。作为一种清洗剂，氢氟酸已广泛应用于高辛烷值燃料、制冷剂、半导体制造以及玻璃磨砂和石刻等工业领域。在国外，有些家庭也用此作为除锈剂。因此，在工业化城市急诊室或职业病治疗中心，经常可见到应用氢氟酸而引起的损伤。

氢氟酸由氯化氢与高品位氟矿石反应产生的氟化氢气体冷却液化而成，40%~48%的氢氟酸溶液即可产生烟雾，它是一种高溶解性的溶质，其渗透系数与水相近，通过氟化氢分子扩散可实现氟离子的跨膜转运，引发低钙、高钾和低钠血症。

（1）氢氟酸烧伤的急救措施

1）早期处理。烧伤后应立即脱去污染的衣物，并应用大量清水彻底冲洗烧伤创面。

2）钙剂的外用。将钙剂直接涂于创面，或进行创面湿敷。

3）肾上腺糖皮质激素的应用。肾上腺糖皮质激素可配入外用药应用，眼部烧伤或深度烧伤的伤员可以口服。

4）手术治疗。对深度氢氟酸烧伤的伤员，应进行手术治疗。

5）眼部损伤的治疗。眼部损伤应用大量清水冲洗后，可继续用1%葡萄糖酸钙溶液或可的松眼药水滴眼，并口服倍他米松类药物，并根据情况进行眼科的专科治疗。

6）吸入性损伤的治疗，氢氟酸浓度在40%时即可产生烟雾。因此，接触高浓度氢氟酸的人若无安全保护措施，可能导致吸入性损伤。对于有吸入性损伤的伤员应立即通过面罩或鼻导管输给纯氧、雾化溶液。密切注意黏膜水肿引起的上呼吸道梗阻。

7）对重症伤员的救治。对重症伤员除进行上述治疗外，还应进行积极的综合治疗。重症伤员或伴有吸入性损伤的伤员应进行重症监护，进行心电图和血钙浓度的连续监测，以积极防治低钙血症，必要时通过静脉途径补充钙离子，使血钙浓度维持在正常范围。

（2）氢氟酸烧伤的预防措施

对有关人员应进行经常性的防护知识宣传，同时对生产设备定期检修，强化工作场所密闭性，注意室内通风。接触氢氟酸的人员宜穿戴防护服、手套和眼镜，必要时佩戴浸药口罩，即在口罩中夹有经碳酸钙溶液浸润后晾干的纱布。在使用氢氟酸的地方应备有水源及含钙的溶液。一旦致伤，除在现场急救处理外，应立即送专科医院以便及时诊治。

63. 石炭酸烧伤，如何急救？

石炭酸是医学、农业和塑料工业中常用的化学试剂。石炭酸溶于酒精、甘油、植物油和脂肪，在100克水中可溶解9.3克。

石炭酸经皮肤或胃肠道黏膜吸收，局部的吸收率与接触面积和时间成正比。石炭酸蒸气可很快从肺部吸收，其吸收率与蒸气的浓度和呼吸的频率有关。浓石炭酸可在体内产生较厚的凝固性坏死层，形成无血管屏障，这可以阻止石炭酸的进一步吸收。石炭酸进入血液后，会影响中枢神经系统、肝、肾、心、肺和红细胞的功能。

（1）碳酸烧伤的症状

1）局部表现。10%的石炭酸溶液可使皮肤呈白色或棕色，浓度越高皮肤坏死越严重。经常接触石炭酸复合物的工人，由于皮肤的色素细胞受损，往往发生皮肤白斑，停止接触后白斑仍会进行性发展，局部皮肤可失去痛觉。

2）全身表现。中枢神经系统开始兴奋，各种反应亢进，肌颤、抽搐和肌痉挛。痉挛发生频繁，最后转为抑制，常因呼吸衰竭而死亡。周围神经系统主要表现神经纤维末梢的破坏，痛觉、触觉和温觉丧失。

（2）碳酸烧伤的急救措施

在烧伤现场立即用大量清水冲洗，若备有50%聚乙二醇、丙烯乙二醇、甘油、植物油或肥皂，可在水中冲洗后，选用擦拭创面，阻止其扩散。

64. 铬酸烧伤，如何急救？

铬酸及铬酸盐用途较广，在工业上用于皮革、塑料、橡胶的制造，以及纺织、印染和电镀等行业。铬酸腐蚀性和毒性大，烧伤可以合并铬中毒，大面积烧伤死亡率也很高。金属铬本身无毒，但铬酸、铬酸盐及重铬酸盐1~2克即可引起皮肤深部腐蚀烧伤，烧伤可达骨骼，6 克即为致死量。

铬酸烧伤为热力和化学的复合烧伤，烧伤后皮肤表面为黄色。由于铬酸的腐蚀作用，早期症状是创面疼痛难忍，不同于一般深度烧伤，且易发生不易愈合的溃疡。当发现有溃疡时，溃疡深而狭小，内腔大，可深及肌肉及骨骼，愈合慢。铬酸接触口鼻时，口鼻黏膜也可形成溃疡、出血或鼻中隔穿孔。

铬离子可以被创面吸收引起全身中毒，即使中小面积的创面亦可造成死亡，常表现为头昏、烦躁不安等精神症状，继而发生神志不清和昏迷，往往同时伴有呼吸困难和发绀。铬离子经创面吸收后，还会损害肾脏，对胃黏膜有强烈的刺激作用，可出现频繁的恶心、呕吐、吞咽困难、溃疡和出血等症状。

急救措施：

（1）局部处理。局部先用大量清水冲洗，口鼻腔可用 2%碳酸氢钠溶液漱洗。创面水疱应剪破，继用 5%硫代硫酸钠液冲洗或湿敷，亦可用 1%磷酸钠或硫酸钠溶液湿敷。对于小面积的铬酸烧伤，应用上述方法均可奏效。Ⅲ度铬烧伤伴有热烧伤时，可以早期切除焦痂，但对大面积者，效果不肯定，仍可因中毒而死亡。

（2）中毒的治疗。目前尚无特殊全身应用的解毒剂，早期可应用甘露醇、依地酸钙钠、二巯基丙醇和维生素 C 等药物。

65. 发生碱灼伤时，如何急救?

常见碱灼伤为苛性碱（氢氧化钾、氢氧化钠）、石灰和氨水灼伤。氢氧化钠为白色不透明固体，易溶于水，可与水化合形成水合物，产生大量热；氢氧化钾是白色半透明晶体，也易溶于水，两者均有较强的吸水性；生石灰即氧化钙，具有强烈的吸水性，与水化合生成氢氧化钙（熟石灰），并释放大量的热；氨气为无色、有刺激臭味的气体，易溶于水，形成氢氧化铵，即氨水。

（1）碱灼伤的症状

1）碱性化学物质与皮肤接触后能够使局部细胞脱水，皂化脂肪组织，并进一步使创面加深。有时皮肤表现为湿润油腻状，甚至皮纹、毛发均存在，而损伤已超过皮肤表层，故灼伤初期对深度往往估计不足。碱灼伤造成的损害比酸灼伤严重。

2）苛性碱灼伤深度，通常都在深Ⅱ度以上，刺痛剧烈，并因使组织溶解性坏死而使创面继续加深，焦痂黏滑而软，感染后易并发创面脓毒症。苛性碱蒸气对眼部和上呼吸道刺激强烈，可引起眼部和上呼吸道灼伤。

（2）碱灼伤的急救措施

1）立即用大量流动水持续冲洗 20~30 分钟，甚至更长时间。苛性碱灼伤后要求冲洗至创面无滑腻感。在用流动水冲洗前，避免使用中和剂，以免产生中和热，加重灼伤。冲洗后亦可用弱酸（3%硼酸）中和液，但用中和液后，必须再用流动水冲洗。

2）碱灼伤后，需要适当进行静脉补液。

3）早期削痂、切痂植皮。

4）注意全身状况，以及口、鼻、咽喉等呼吸道灼伤情况，明确有无吸入。注意观察病情，及时进行相应处理。

66. 磷烧伤如何急救？

磷在工业上用途甚为广泛，如制造染料、火药、火柴、农药杀虫剂和医药等。在化学烧伤中，磷烧伤仅次于酸、碱烧伤，居第三位。

磷烧伤是一种严重的特殊烧伤，是热力和化学的复合烧伤，不仅直接损伤皮肤和黏膜，并可因被吸收而造成全身中毒和内脏损伤，主要受损的脏器为心、肺、肝和肾，以肝、肾的损害最为严重。

磷烧伤早期经硫酸铜处理的Ⅲ度磷烧伤经过包扎治疗后，刚揭除敷料时创面为白色，暴露后呈蓝黑色，三天后则完全变为焦黑色。磷烧伤的主要临床表现为头痛、头晕和全身乏力，心率慢或心律不齐以及呼吸系统和神经系统的症状。

五氧化二磷或三氯化磷对呼吸道黏膜有强烈的刺激性，磷化氢中毒时，亦可使气管、支气管、肺、肝和肾脏充血或水肿。

急救措施：由于磷及其化合物可从创面或黏膜吸收，引起全身中毒，故无论磷烧伤的面积大小，都应十分重视。

（1）现场抢救。应立即扑灭火焰，脱去污染的衣物，用大量清水冲洗创面及其周围的正常皮肤。冲洗水量应够大，若仅用少量清水冲洗，不仅不能将磷及其化合物冲掉，反而会使之向四周溢散，扩大烧伤面积。

在现场缺水的情况下，应用浸透水（或尿）的湿布包扎或覆盖创面，以隔绝磷与空气接触，防止其继续燃烧创面暴露于空气中，以免复燃。

（2）创面处理。清创前，将伤处浸入冷水中，持续浸浴，最好以流动水浸浴。

1）进一步清创可用1%～2%硫酸铜溶液清洗创面，若创面已不再冒白烟，则应停止使用，因为硫酸铜会被创面被吸收，大量应用后可发生中毒，尤其是用高浓度溶液更易引发中毒。硫酸铜的作用是与表层的磷结合成为不能继续燃烧的磷化铜，以减少对组织的继续破坏。同时磷化铜为黑色，便于清创时识别。但对已经侵入皮肤组织中的磷及其化合物，硫酸铜则无法发挥作用。

2）清除的磷应妥善处理，不乱扔，以免造成工作人员、物品的损伤，甚至火灾。

3）磷颗粒清除后，再用大量生理盐水或清水冲洗，清除残余的硫酸铜溶液和磷燃烧的化合物，然后用5%碳酸氢钠溶液湿敷，中和磷酸，以减少其继续对深部组织的损害。

4）创面清洗干净后，一般应用包扎疗法，以免伤口残余磷与空气接触燃烧。包扎纱布的内层禁用任何油质药物，避免磷溶解在油质中被吸收。如果必须应用暴露疗法时，可先用浸透5%碳酸氢钠溶液的纱布覆盖创面，24小时后再暴露创面。

5）为了减少磷及其化合物的吸收及防止其向皮肤组织深层破坏，对深度磷烧伤，应争取早期切痂。

（3）全身治疗。对于无机磷中毒，目前尚无有效的解毒剂，主要的治疗方法是促进磷的排出和保护各重要脏器的功能。

67. 镁烧伤如何急救?

镁是一种软金属，燃烧时温度可高达1 982 ℃，在空气中能自燃，熔点是651 ℃。液态镁在流动过程中可以引起其他物质的燃烧。与皮肤接触时，可导致烧伤，镁是目前金属燃烧弹中常用的元素之一。

镁在空气中自燃时，与皮肤接触可引起烧伤，形成的溃疡开始较小，而溃疡的深层往往呈不规则形状，镁烧伤发展的快慢和镁颗粒的大小有关，若溃疡向四周发展较慢，亦有可能向深部发展，须切除全部受伤组织，然后植皮或延期缝合。镁被吸入或被吸收后，伤员除有呼吸道刺激性症状外，还可能有恶心、呕吐、寒战或高热等症状。

如有全身中毒症状，可用10%葡萄糖酸钙注射液20~40毫升静脉注射，每日 3~4 次。

68. 沥青烧伤如何急救？

沥青在常温下为固体，232 ℃以上时呈液态，液态时飞溅到人体表面会造成烧伤。但它遇到冷空气后，温度可下降到 93~104 ℃。

沥青中含有苯、萘、蒽、吡啶、咔唑及苯并芘等毒性物质。煤焦油沥青是目前工业上常用的沥青，其毒性最大，它是煤炭干馏所产生的煤焦油，经提炼后残存的物质，俗称柏油。人吸入沥青蒸气或粉尘可引发上呼吸道炎症或化学性肺炎，甚至沥青全身中毒。

（1）沥青烧伤的症状

1）局部创面。由于沥青黏着性强，高温熔化的沥青黏着皮肤后，不易被去除，若沥青温度高且散热慢，往往形成深Ⅱ度或深Ⅲ度烧伤；若温度已较低，则在沥青黏着中心部位形成浅Ⅱ度或深Ⅲ度烧伤，部分创面染有沥青，经溶剂清除后，往往只表现为Ⅰ度烧伤。

沥青的操作工人，由于暴露部位的皮肤和黏膜长时间与沥青烟雾或粉尘接触，可形成急性皮炎或浅Ⅱ度烧伤。有时尚有视物模糊、流泪、眼睛胀痛等结膜炎表现。

2）全身中毒。发生大面积沥青烧伤者，可出现头痛、眩晕、耳鸣、乏力、心悸、失眠或嗜睡、胸闷、咳嗽、腹痛、腹泻或便血、尿少、精神异常等症状，常伴有体温升高，严重者甚至会发生昏迷、死亡。沥青中毒的症状与苯中毒的症状类似，急性肾功能衰竭往往是伤员死亡的主要原因。

（2）沥青烧伤的急救措施

1）创面处理。在现场，立即用冷水冲洗降温。烧伤面积较大者，在休克复苏稳定后应及早清除创面沥青，以便阻止毒物吸收并早日诊断烧伤创面深度，利于治疗。清除溶剂有松节油、汽油等，大面积创面宜用松节油擦洗等方法清除沥青。

2）刺激性皮炎和黏膜处理。停止接触沥青和阳光暴晒，避免用对光敏感的药物，如磺胺、氯丙嗪（冬眠灵）、异丙嗪（非那根）等。皮肤局部禁用红药水和紫药水。眼结膜炎用生理盐水等无刺激的冲洗液冲洗，可用0.25%金霉素眼液或金霉素眼膏。

3）全身治疗。有全身中毒症状者，可静脉注射葡萄糖酸钙注射液和静脉滴注大剂量维生素C注射液、硫代硫酸钠注射液等。注意维护肝、肾功能。

第五部分 五官损伤的急救

69. 眼内有异物时如何急救？

异物进入眼中是最常见的眼部创伤。急救措施有：

（1）异物进入眼睛后，千万不要用手去揉眼。伤者可以反复眨眼，刺激流泪，让眼泪将异物冲洗出来。

（2）用手轻轻将伤眼的上眼睑提起，眼球同时上翻，泪腺就会分泌出泪水将异物冲洗出来，也可以同时咳嗽几声，将灰尘或沙粒咳出来。

（3）取一盆清水，吸一口气憋住，将头浸入水中，反复眨眼，用水漂洗；或用装满清水的杯子罩在眼上，冲洗眼睛；也可以侧卧，用温水冲洗眼睛。

（4）如果异物还留在眼内，可请人翻开伤者上眼睑，检查上眼睑的内表面；或拿一根火柴棍或大小相同的物体抵住伤者的上眼睑，另一只手翻起伤者下眼睑，检查下眼睑的内表面。一旦发现异物，用棉签或干净手帕的一角浸湿后将异物擦掉，也可用舌头舔出异物。

（5）如果异物在黑眼球部位，应让伤者转动眼球几次，让异物移至眼白处再取出。

（6）如果异物是铁屑类物质，可找一块磁铁洗净擦干，将伤者上眼睑翻开贴在磁铁上，然后慢慢转动眼球，铁屑可被吸出。如果不易取出，不应勉强剔除，以免加重眼球损伤引起危险，应立即送往医院处理。

（7）异物取出后，可适当滴入一些消毒眼药水或挤入眼药膏，以预防感染。

（8）眼睛如被强烈的弧光照射，产生异物感或疼痛，可用鲜牛奶滴眼，一日数次，一至两天即可痊愈。

（9）采用上述方法无效或伤势愈加严重，或异物嵌入眼球无法取出，或异物虽已被剔除，但伤者仍感到持续性疼痛时，应用厚纱布垫覆盖患眼，请医生诊治。

70. 眼睛刺伤时如何急救？

如果伤者的眼睛被物体刺伤，那么应该立即让其仰卧，支撑其头部，使之保持静止不动，并安抚伤者情绪，使其冷静沉稳。切不可擅自拔除刺入眼中的异物，以免造成不能补救的损失。同时，不可随意对伤眼进行擦拭或清洗，更不可压迫眼球，以防更多的眼内容物被挤出。如果伤者眼球鼓出，或从伤者眼球内脱出东西，那么一定不要将脱出物推回眼内，这样做极可能加重伤势。正确的做法应该是立即用消毒纱布轻轻盖上伤眼，然后再用绷带松松地包扎，保证覆盖的纱布不会移动即可。如果没有消毒纱布，也可用清洁的手帕或未使用过的毛巾代替，千万不可用力包扎，以不压及伤眼为原则。如果有物体刺在眼上或眼球脱落时，可用纸杯或塑料杯扣在眼睛上，注意不要碰触伤眼或给伤眼施压，然后再将纸杯或塑料杯用绷带包扎起来，包扎时要进行双眼包扎，因为只有这样才可减少因为另一只健康眼睛的转动而造成的伤眼的转动，避免伤眼因摩擦和挤压而加重伤口出血或眼内容物继续流出等严重后果。此外，包扎时切不可使用眼药水或眼药膏，那样会增加感染的机会，给以后医生的手术带来麻烦。

在野外时，眼睛可能因受伤而出现青肿，主要是由于眼眶和眼睑受到外力撞击后引起内出血而产生的。如果眼球、颅骨没有受伤，可用冷敷法治疗，一般可用冰袋冷敷，即可消退肿胀，缓解疼痛，两天后即可痊愈。

71. 耳朵受伤时如何急救?

在诸多耳伤中，外伤属于容易处理的一类，对伤者的影响并不太大，而且痊愈后不会留下后遗症，唯有鼓膜穿破可能会使人终身残疾，所以鼓膜一旦穿破，一定要细心呵护伤者，以免加重伤情。耳朵受伤时，最不可行的做法是拍打伤者耳部，以图恢复听觉，这种做法极可能使本来还可恢复的听觉彻底丧失。正确的做法是扶起伤者的上半身，使其受伤耳朵一侧向下，让血液或脓水流出，然后用干净的纱布盖住受伤的耳朵，用绷带或毛巾轻轻包扎好，以保护伤口。需要注意的是，切不可堵塞耳朵，以免中耳压力升高。处理后，立即送往医院诊治。

还有一种独特的耳伤，就是小虫入耳。在野外旅行时，小虫入耳的事经常会发生。一旦有小虫入耳，切不可用挖耳勺、发夹之类的东西乱掏，因为乱掏乱挖会使虫子向耳道深处钻，甚至会破坏鼓膜，造成耳聋。正确的做法是先采用按耳法，逼出小虫：如果小虫在左耳，那么就用右手紧按右耳；如果小虫在右耳，那么就用左手紧按左耳。如果按耳法无效，那么应该让伤者侧卧，患耳朝上，向其耳道内滴几滴白酒或麻油，使小虫溺死或飞出。如果小虫死于耳中，要用温开水轻轻洗耳，使小虫顺水流出，也可用镊子钳出小虫。还可利用小虫的趋光性，用手电筒、电灯泡照射耳内，将小虫吸引出来。

72. 外耳道有异物时如何急救？

无论何种性质的物质、以何种方式进入外耳道，都称外耳道异物。一旦出现耳内痛、耳鸣、耳道有堵塞感、眩晕、耳道出血、听力下降或反射性咳嗽者，且无耳病史都应想到是耳内进入了异物。

如外耳道有异物时，急救原则是轻轻操作，取出异物和防感染。

（1）如果异物是棉球、火柴棍、纱布、纸团等，可用镊子轻轻夹出。

（2）如果异物是小而滑且圆的东西，可用带钩或钩环工具取出，不宜用镊子夹，否则会越夹越深。

（3）鼓膜表面有异物时，应让伤员仰头并固定头部，在明视下小心地取出；或将伤者头偏向患侧，用注射器吸入生理盐水，沿外耳道后壁冲洗，用盘接水，观察异物是否被清洗出来，但不要对准异物冲洗，此法不适用于遇水起化学反应、遇水膨胀的异物。

（4）小儿取异物时常用全身麻醉。

（5）外耳有嵌于骨中的异物时需送医院开刀取出。

（6）外耳有植物性异物者，可先滴入95%酒精，使之脱水收缩再取出。

73. 鼻部受伤时如何急救？

鼻突于面部，易受重物碰撞或拳、棒打击等而损伤。鼻外伤分为软组织挫伤、裂伤、鼻骨骨折。

鼻外伤常伴有局部疼痛、肿胀、出血及外鼻形状改变等。单纯挫伤表现为鼻软组织肿胀及皮下瘀血。鼻骨骨折表现为鼻梁上段塌陷或偏斜、有压痛，严重者有骨摩擦音。鼻骨骨折可单独发生，严重者可合并鼻中隔骨折、软骨脱位、上颌骨额突、鼻窦骨折、眶壁骨折、颅底骨折等外伤，导致相应部位结构及功能的异常。

急救措施：

（1）软组织挫伤、裂伤。周围用酒精擦拭，或用生理盐水或自来水将创面及周围冲洗干净，然后涂红药水或紫药水，用干净纱布覆盖。如鼻部皮肤未破，尽快给予冷敷，1~2天后给予热敷。

（2）鼻骨骨折。应及时前往医院就诊，同时用冰袋等对鼻背部冷敷，但尽量避免用力按压。若合并鼻腔出血，可捏住双侧鼻翼，同时低头，防止血液流向咽部。避免咳嗽、打喷嚏、擤鼻等动作，应卧床休息。

74. 鼻出血时如何急救?

鼻出血在生活中很常见，尤其在气候干燥的地方更容易发生，医学上将鼻出血称为鼻衄。由于鼻黏膜的血管较丰富，位置表浅，受外伤或鼻腔本身疾患影响就很容易出血。鼻出血的部位大多在鼻中隔前下方的易出血区，青少年、儿童伤者绝大多数都发生在此部位；中老年患者多见于鼻腔后部的鼻咽静脉丛和鼻中隔后部的动脉出血。

鼻出血可分为局部原因和全身原因。局部原因有鼻外伤、鼻黏膜干燥、急慢性鼻炎、鼻窦炎、鼻息肉、鼻疖、鼻肿瘤等；全身原因有高热、高血压、血液病、肝脏病、尿毒症等。有些妇女在月经期鼻子容易出血，称为“倒经”，这与内分泌有关。另外，营养障碍、维生素缺乏、风湿病、某些急性传染病以及汞、磷、砷等化学物质中毒等均可引起鼻出血。

鼻出血多发生于一侧鼻孔，出血量少时，仅鼻涕中带有血丝；出血量多时，血可由一侧鼻孔涌出或从两侧鼻孔同时涌出。出血量过大时，可出现头晕、口渴、乏力、面色苍白、出冷汗、心慌、脉搏细速、血压下降，甚至休克等症状。

少量的鼻出血，往往会自行停止，一般无须特殊治疗，鼻出血后首先要对症止血再积极寻找病因。倘若出血量太多，可按如下方法进行紧急处理。

（1）遇到鼻出血，应冷静，千万不要紧张，因为精神紧张会导致血压增高而加剧出血。其实，丢失几百毫升血不会对人体造成太大的伤害，只要加强营养很快就能恢复。

（2）伤者取坐位或半坐位，头向前倾，不能后仰，否则，血液会顺咽喉壁流向喉部，引起呛咳而加重出血；或血液流入胃内，引起恶心呕吐；或血液流入气管，阻碍呼吸，引起窒息。

（3）伤者张口呼吸，用拇指或食指紧捏两侧鼻翼数分钟，一般5~10分钟后多能自行凝固止血，或用手指按压前发际正中线下3~6厘米处，10~15分钟亦可止血。

（4）可用冰块、湿冷毛巾、冰袋等敷伤者前额、鼻梁处或后颈部，促使末端血管遇冷收缩止血。湿冷毛巾或冰块要经常更换，使局部保持较低温度。

（5）将伤者双足浸入温水中，使下肢血管扩张，血液下行，减少鼻部出血。

（6）有条件者用凡士林纱布条或明胶海绵填塞出血的鼻腔，止血效果更佳。

（7）可试用同侧耳孔吹气法，即将伤者患侧的耳孔拉大，然后深吸一口气，均匀地将气吹入其耳中，如此反复吹3次，一般均能止住鼻出血。

(8) 将云南白药粉末吹入出血鼻腔，可局部止血；也可用肾上腺素、麻黄少量滴鼻，需要注意的是高血压患者禁用此法。

(9) 举手止血法。左鼻孔出血举右臂，右鼻孔出血举左臂，两鼻孔出血举双臂，血止后稍停片刻再将手臂放下。举臂时身体挺直，举起的手臂与地面垂直。

(10) 导引法。将生大蒜去皮捣烂，做成 5 分硬币大小的小饼，再在伤者足心涂一层植物油，在涌泉穴的位置敷上蒜饼，左鼻出血敷右足的涌泉穴，右鼻出血敷左足的涌泉穴，此法对止大量鼻出血效果较好。鼻血止住后要将蒜饼除去，不要贴敷过久，以防大蒜灼伤足底皮肤。

为防止鼻出血，生活中应多吃富含维生素的蔬菜和水果。干燥季节可在鼻腔内涂些金霉素软膏等。对于反复出血者一定要找出病因，并根据不同情况、不同原因采取不同的综合治疗方法，如输血、降血压、补充维生素、给予抗生素预防感染、做手术矫正鼻中隔或彻底切除鼻腔肿瘤等。

75. 鼻窦或鼻腔进入异物时如何急救?

进入鼻窦或鼻腔的异物可分为三大类：非生物类异物，如纽扣、玻璃珠、纸卷、玩具、石块、泥土等；植物类异物，如果壳、花生、豆类、果核等；动物类异物，如昆虫、蛔虫、蛆、毛滴虫、水蛭等。

异物进入鼻腔和鼻窦的方式有以下几种：儿童玩耍时自己或他人将异物塞入鼻孔内又难以自行清除；在野外活动时，爬虫钻入鼻内；工矿爆破、器物失控飞出、枪弹误伤等使石块、木块、金属片、弹丸经面部进入鼻窦或鼻腔。

（1）鼻窦或鼻腔异物的急救措施

1）儿童鼻腔异物。对年龄较大的儿童，异物较小者，可用手按紧没有异物的鼻孔，嘱其做擤鼻动作，将异物擤出；或用棉花或纸捻刺激鼻腔，使其打喷嚏将异物喷出。经上述处理无效者应送医院用鼻镜看清异物大小、位置和深浅度，然后用镊子或鼻异物钳将异物夹出。若伤者年龄过小，或异物质地柔软，甚至已变质腐化不适宜用钳取时，可用吸引器将异物吸出。

2）异物进入开放性鼻外伤的伤口中。用酒精擦拭伤口，或用生理盐水或自来水将伤口及周围冲洗干净后，立即送往医院治疗。

3）动物类异物。须先用乙醚或氯仿棉球塞入鼻腔内，使之失去活动能力，然后用鼻钳取出；或用1%丁卡因滴入鼻腔将其麻醉再取出。

（2）急救时的注意事项

1）如果鼻腔异物擤不出来或已经进入鼻腔深处，特别是圆形异物，切不可用镊子夹取，以免异物越陷越深，应立即送往医院处理。

2）如果鼻腔异物为尖锐异物，或者异物过大，应立即送往医院处理。

76. 气管被异物堵塞时如何急救？

人有左右两肺，两肺各有一根主支气管，左右主支气管在肺的上端汇集成一根总气管，总气管向上直通“喉头”，喉头有个声门，有两条声带分列两旁，平时只要一呼一吸，声门打开，气流就能顺利进出。

体积不大的异物进入气管，可能直接进入主支气管。起初，被堵的主支气管还可能有空隙，空气还能正常出入。时间久了，气管黏膜肿胀，则将空隙完全堵死，空气无法进出，此时气管被堵一侧的肺无法呼吸，但并不影响另一侧肺的呼吸。如果不将异物取出，被堵一侧的肺则会萎缩，容易发炎生病（如肺炎、肺脓肿、脓胸等）。所以应及早将异物取走，避免后患。异物进入气管内的症状，如图 5-1 所示。

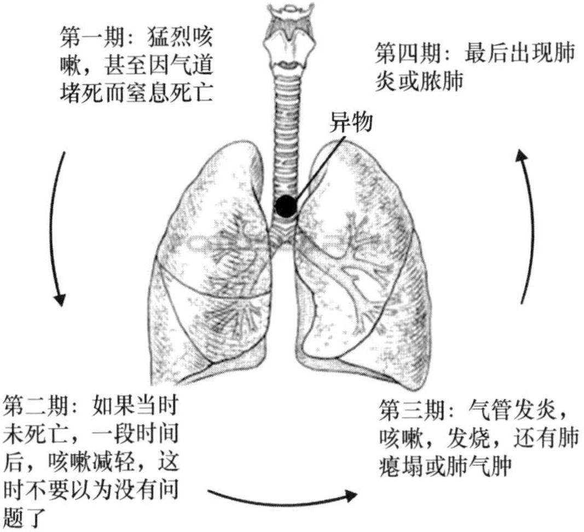
第一期：猛烈咳嗽，甚至因气道堵死而窒息死亡
第四期：最后出现肺炎或脓肺
异物
第二期：如果当时未死亡，一段时间后，咳嗽减轻，这时不要以为没有问题了
第三期：气管发炎，咳嗽，发烧，还有肺瘪塌或肺气肿

图 5-1　异物进入气管内的症状

如果异物较大，卡在了总气管，由于总气管比较粗，气流也比较强大，异物往往随着呼气和吸气上下活动，但是并不能通过声门排出，因为声门非常敏感，一有东西碰到它，它就立刻关闭。异物进入总气管若没有及时取出，不久后气管黏膜会肿胀，气道产生分泌液，将总气管完全堵死，使人无法呼吸，出现窒息。

气管被异物堵塞时，应立即抱住伤者。救治者一手握拳，拇指伸直，顶住其上腹（相当于脐和胸骨尖端的正中间）；另一只手的手掌压在握拳手的拳头上，然后双臂用力向上、并向内（伤者的上腹部的内脏方向）稍稍用力。同时救治者的双臂突然抱紧伤者的胸部，使其胸部受到冲击，产生一股气浪，使异物能冲出气管和声门，如图 5-2 所示。救治者应反复挤压，直到异物被冲出为止。这种方法又被称为海姆立克胸部冲击法，主要用于气道梗阻的现场急救，已挽救了无数条生命，因为拳头所压挤的位置是横膈（横膈是分隔胸和腹的一片肌肉），双臂和拳头向横膈冲击，会使胸腔缩小、横膈上升，形成一股强大的气浪。

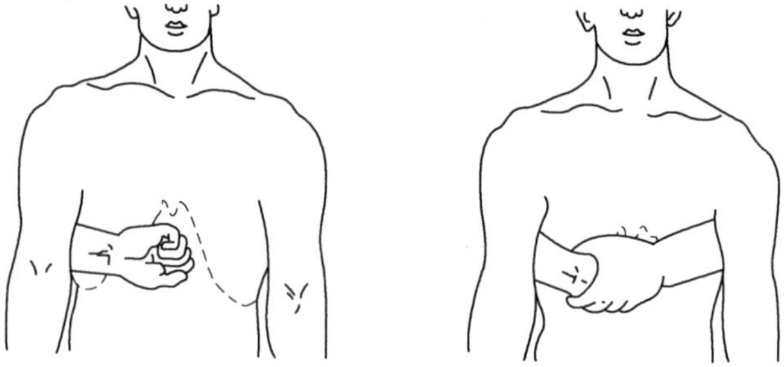

一手握拳，以突出的拇指（或如图中所示的突出的食指背节）顶住伤者胸口

然后用另一只手握住顶腹的一只手，双手合力，挤压上腹部

图 5-2　海姆立克胸部冲击法

如伤者已仰卧在地，救治者应两腿分开，骑跨在伤者腰部，同样一手握拳，拇指对向伤者的脐和胸骨尖之间的中点；另一手覆盖在拳头上，双臂伸直，用同样手法推压上腹。

气管内较大的异物有时堵在声带下面，不易冲出，由于呼吸受到极大阻碍，伤者可能面色青紫、神志不清，应用力做双臂环抱，冲击伤者上腹，使卡在声门的异物能冲出声门外；如果异物未能冲出，应迅速托起伤者下巴，进行口对口人工呼吸。进行口对口人工呼吸的目的，一是将堵住声门的异物吹下，二是输入气体，解决缺氧问题，同时迅速将伤者送入附近医院。

77. 异物堵住食管时如何急救?

异物堵住食管多发生于老年和幼儿人群，常见的异物为鱼刺或带角的物体。人体的整条食管并非同样粗细，有两处特别狭窄：一在食管的高位，二在食管进入胃的上方，异物大多堵在这两个地方。

食管内有异物卡住时，每次吞咽唾液，都有不舒服的感觉，可能会呕吐。如果时间较长，被卡住的食管会出现水肿、糜烂；少数人还会吐血，甚至发生食管穿孔。带尖刺的异物（如较大鱼刺、带尖角的骨块）偶尔还能刺穿食管进入邻近的大血管、心包或肺，造成严重的后果。

急救措施：

（1）让患者安静，坐下或平躺，尽量减少活动。

（2）患者有恶心想吐的感觉时，可以张嘴大口吸气，避免恶心呕吐的发生。

（3）立即送往医院救治。

第六部分 紧急外伤的现场急救

78. 挫伤时如何急救？

人体局部受到钝器打击所引起的组织损伤，一般称之为挫伤。发生挫伤时，伤者皮肤通常不会破损，在皮肤上可见紫斑或皮下小血肿，局部有肿胀，按压疼痛加重。

轻度挫伤一般不需要特殊处理，局部敷贴伤湿止痛膏即可。如有血肿，伤后 48 小时内局部予以冷敷，48 小时后可做热敷，约一周后瘀血即可吸收消失。

较重挫伤可用正骨水、解痉镇痛酊、红药气雾剂等涂抹表面，然后包扎。也可用樟脑酒或松节油擦抹伤处，每日 2~3 次即可。

对头部、胸部、腹部、腰部及关节部位的挫伤要特别重视，因为这些部位的挫伤可能会引起内脏的挫伤或发生内出血。如出现伤处疼痛加重、视线模糊、恶心、呕吐、心慌或无力等症状时，要及时到医院就诊。

79. 擦伤时如何急救？

擦伤通常是指皮肤的表皮擦破伤。如果擦伤很轻，没有出血，只有少量组织液渗出，疼痛感较轻，可用医用棉签蘸取少许汞溴红溶液

（红药水）涂抹于创口上，每日 2~3 次，2~3 天后可愈合。

如果擦伤较深，擦伤部位有明显渗血或少量渗出液，应先用医用棉签将创口表面的渗出液擦掉，再局部涂抹汞溴红溶液，约一周后即可愈合。擦伤部位出血较多，可在局部涂撒止血药，然后包扎好，但最好是到医院处理。

注意事项：擦伤部位若有污物或有污染的可能，应用生理盐水或自来水将局部污物洗净，或用 2.5%~3.5%的双氧水溶液清洗（需要注意的是，使用双氧水溶液消毒后应及时用生理盐水清洗伤口），然后涂抹汞溴红溶液，必要时进行包扎。伤口处理完毕 1~2 天以后，如果局部疼痛加重，则说明有感染的可能，必须到医院就诊，每 1~2 天换药一次，直到伤口愈合为止。

80. 挤压伤如何急救?

挤压伤常可见于手、脚被钝性物体如砖头、石块、门窗、机器或车辆等暴力挤压或爆炸冲击中，挤压伤常常伤及内脏，造成胃出血、肺及肝脾破裂等。更严重的挤压伤是土方、石块的压埋伤，这种压埋伤常引起身体一系列的病理改变，甚至引起肾功能衰竭，称为“挤压综合征”。挤压伤的部位不同和程度轻重不同，处理的方法亦不同。

（1）挤压伤表现

受伤部位表面无明显伤口，可有瘀血、水肿、紫绀，如四肢受伤，伤处肿胀可逐渐加重；尿少，心慌、恶心，甚至神志不清；挤压伤伤及内脏可引起胃出血、肝脾破裂出血，这时可出现呕血、咯血，甚至休克。

（2）挤压伤的急救措施

1）尽快解除挤压的因素。

2）手指和足趾的挤伤，指（趾）甲下血肿呈黑色，可立即用冷水冷敷，以减少出血和减轻疼痛。

3）怀疑已有内脏损伤，应密切观察伤者有无休克先兆，并呼叫救护车急救。

4）挤压综合征是肢体埋压后逐渐形成的，因此要密切观察伤者，及时送到医院救治，不要因为受伤当时无伤口就忽视严重性。

5）在伤者转运过程中，应减少肢体活动，无论有无骨折都要用夹板固定四肢，并让肢体暴露在流通的空气中，切忌按摩和热敷。

（3）挤压伤详细处理方法

1）手指、脚趾的挤压伤，可见指（趾）甲下血肿，呈黑紫色；也可为开放性损伤，甚至指骨骨折。应立即用冷水或冰块冷敷受伤部位，以减少出血和减轻疼痛；后期可用热敷以促进瘀血的吸收。若甲下有积血应及时排出，这不仅可以止痛，还可减少感染，以保存指甲，具体方法：将一枚回形针的一端扳直作为针头，再将其另一端回形部分缠上几圈胶布，以便于手持，然后将针头端在酒精灯火焰上加热，同时用酒精消毒伤甲，在针头烧红后离火，待针头红焰消失的瞬间，将针头垂直按压在积血的指甲上，稍加用力将指（趾）甲刺穿，然后立即拔出，再将甲下积血挤出。如果积血范围较大，可酌情多扎几个孔，以便于挤出积血。积血挤出后用干净纱布蘸消毒液（呋喃西林、雷凡诺尔）湿敷伤甲，如出血不止，可将 1∶1 000 肾上腺素液滴入孔内，有助于止血。如果指（趾）甲脱落，要保持甲床清洁干燥，防止感染。如有指骨骨折，应尽早去医院诊治。

2）对伤及内脏的伤者，应密切观察有无呼吸困难、脉搏细速、血压下降等情况，及时送往医院救治。肢体挤压伤肿胀严重者，要及时行切开减压术，以保证肢体的血液循环，防止肢体坏死。

3）发生严重挤压伤，出现挤压综合征的伤者，主要表现为肾功能衰竭，其后果比一般挤压伤要严重得多，所以对于这样的伤者，唯一的办法是迅速、平稳、安全地送往医院抢救。

4）手指、脚趾切断（如手扶门、窗或汽车门框时，因门、窗等被猛力关闭，而使手指被切断）的挤压伤，在紧急救治、止血包扎的同时，应将断下来的手指、脚趾用干净布包好（最好用冰瓶、冰块降温），连同伤者速送医院救治，进行断指（趾）再植手术，千万不要丢弃血肉模糊的指、趾断体，更不要将断体用水洗或用任何消毒药液浸泡。

81. 刀刃刺伤如何急救?

刺伤在日常生活中较为常见，常为锋利的刃器刺穿皮肤以及皮下组织所致，伤口处理不当，会造成严重后果。刃器包括水果刀、剪刀、匕首、刺刀、猎刀、三角刮刀等。其他的尖、硬物，如碎玻璃、碎瓷片、铁丝、铁钉、铁棍、钢筋、木刺等也能造成刺伤。

刺伤后的伤势与刺伤的深浅程度有关。在刃器的作用下伤口会出血、疼痛，并出现相应脏器的损伤表现。刺伤胸背部，可损伤肺、胸膜，造成血胸、气胸、呼吸困难、窒息、休克；刺伤心脏，心脏会停止跳动，伤员迅速死亡；刺伤腹部，可使小肠脱落；刺伤大血管，如颈部的颈动脉、大腿部的股动脉、腹部的腹主动脉及其分支，可立即造成血管断裂，大出血而危及生命。较轻的、浅的刺伤，只需将伤口消毒清洗后用干净的纱布等包扎止血，或就地取材使用替代品初步包扎后到医院进一步治疗。

（1）胸背部、腹部、头部刺伤的急救措施

1）若刃器如刀、匕首、钢筋、铁棍等仍插在胸背部、腹部、头部时，千万不可立即拔出来，以免造成大出血而无法止血。正确的做法是固定好刃器，并将伤员尽快送到医院。

2）刃器固定方法。刃器四周以衣物或其他物品包裹好，再用绷带等固定住。送往医院的途中注意保护，防止其脱落。

3）刃器已被拔出，胸背部有刺伤伤口，伤员出现呼吸困难、气急、口唇紫绀，伤口与胸腔相通，空气直接进出，称为开放性气胸，若处理不当，伤员的呼吸会很快停止。急救方法是迅速按压住伤口，可用消毒纱布或清洁毛巾覆盖伤口后送医院急救。纱布的最外层最好用不透气的塑料膜覆盖，以密闭伤口，减少漏气，有条件的给伤员吸氧。伤员以半坐卧位为宜。

（2）腹部刺伤的急救措施

1）刺伤的刃器仍留在伤口处，切忌立即拔出来，应固定好并送往医院。

2）刺中腹部，导致肠管等内脏脱出，千万不要将脱出的肠管送回腹腔内，因为这会使感染概率加大。可在脱出的肠管上覆盖消毒纱布或消毒布类，再用干净的盆或碗倒扣在伤口上，用绷带或布带固定，迅速送往医院抢救。

3）如果伤口深而狭小，尤其是铁钉、铁丝、大头针、木刺等造成的刺伤，如不彻底清洗，容易引起破伤风。因为深而狭小的伤口易形成局部厌氧环境，正好有利于铁钉、木刺上的锈及尘土的破伤风杆菌生长繁殖。所以，刺伤后在处理伤口时，应在皮下或肌内注射破伤风抗毒素，注射之前在伤员手腕上做皮肤试验，确定不过敏后方可注射。

82. 断肢（指）如何急救？

断肢（指）后，伤员有时会即刻因流血或疼痛而发生休克，所以首先应设法止血，防止伤员休克。很多断肢（指）伤的案例显示，只要现场进行正确的处理，并在伤后 6~8 小时内通过手术进行断肢（指）再植，恢复断肢（指）的血液循环和神经功能，是有可能保存肢体的完整功能。

断肢（指）的处理方法：

（1）让伤员平躺，用一块纱布或清洁布块，放在断肢（指）伤口上，再用绷带固定位置。如果现场没有绷带，也可用围巾包扎。

（2）如是手臂切断，应用绷带将断臂挂在胸前，固定位置；若是断腿，则将断肢与健肢绑在一起。

（3）料理好伤员后，设法找回断肢（指）。倘若断肢（指）仍在机器中，千万不能将肢体或手指强行拉出，或将机器倒开（转），以免增加损伤的机会。正确的方法应是拆开机器后取出。

（4）取下断肢（指）后，立即用无菌纱布或干净布片包扎，然后放入塑料袋或橡皮袋中，扎紧袋口。若一时未准备好袋子或消毒纱布，可将断肢（指）暂置于 4 ℃ 的冰箱内（不应放在冰冻室内，以免冻伤）。运送伤员时，应将装有断肢（指）的袋子放入合适的容器中，如广口保温桶等，周围用冰块或冰棍降温，迅速同伤员一起送医院进行断肢（指）再植。

（5）若离断后的伤肢（指），如有少许皮肤或其他肌腱与肢体相连，千万不能将其离断，而应将伤肢（指）放在夹板或阔竹片上与肢体固定，然后包扎，再立即送到医院做紧急处理。

（6）严禁在断肢（指）的断端涂抹各种药物及药水（包括消毒

剂），更不能涂抹牙膏、灶灰之类试图止血。

（7）严禁将断肢（指）浸泡在酒精或甲醛溶液中，否则会造成肢体组织细胞凝固、变性，失去再植机会；同样，也不能浸泡在高渗或低渗葡萄糖溶液中。装有断肢（指）的袋子不能有破裂，应防止冰块与其直接接触，以免造成冻伤。

83. 滑倒跌伤时如何急救？

滑倒跌伤在建筑工地中较为常见，由于机体受到的外力小，创伤相对较轻，可能会造成患侧肢体骨折等损伤，对全身状况影响一般较小。

急救措施：①检查伤情；②伤肢用木板临时固定；③呼叫车辆将伤员送入医院诊治。

84. 钉子扎脚时如何急救？

铁钉扎脚，伤口往往很深，脏的或生锈的钉子，还容易使人感染破伤风，所以不能轻视对待。

脚被钉子扎破后，要立刻坐下，将钉子拔出。为防止钉子在伤口内有遗留，应该查看一下钉子是否发生断裂。

钉子拔出后，应挤压伤口四周，使挤出的血液带出伤口内的污染物。如果伤员还需要继续走路，可用干净手帕覆盖伤口，再用带子包扎妥当。扎伤之后，要立即请医生处理（时间不要超过 6 小时）。有条件的，也可先用碘酒涂擦伤口四周皮肤，然后拔出钉子，再涂上碘酒，用干净布包扎后，请医生进一步处理。

如果钉子拔不出来，或者发现伤口内有断钉，切不可强拔硬拉，需要请医生切开伤口取出。去往医院的途中，伤足不能着地行走。

钉子扎脚后，即使已将钉子拔出并给伤口进行了消毒，也一定要尽快打破伤风预防针。

85. 手指戳伤如何急救？

伸直的手指突遇外力猛烈撞击，容易发生手指关节扭挫伤，如打球、猛扳手指或者摔倒时手指戳在硬物上，其中以拇指和无名指戳伤最为常见。

（1）手指戳伤的症状

1）重物猛然撞击指尖，手指就会发生扭挫受伤。

2）手指肿胀疼痛。

3）手指不能伸直，也不能屈曲，并有剧痛。

4）如果指骨有小片断离，或者肌腱有撕脱，除了胀痛，手指末节还不能伸直，如图 6-1 所示。

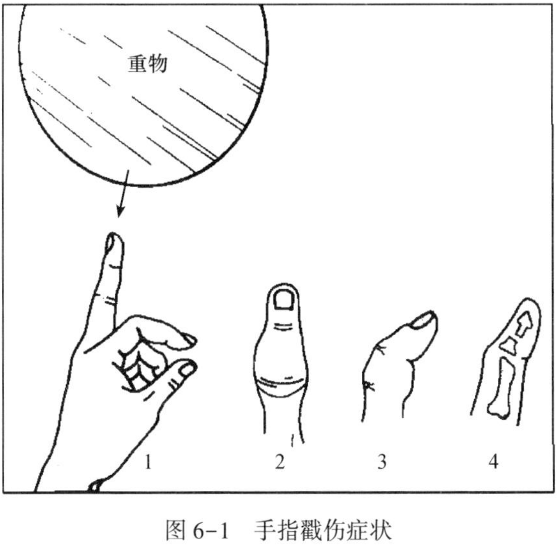

图 6-1　手指戳伤症状

（2）手指戳伤的急救措施

1）局部冷敷。刚受伤时，用凉水浸毛巾拧干后，敷在伤处（每次冷敷 15~20 分钟）。如有冰水冷敷更好，冷敷可以消肿。但受伤已有三四个小时，则不起效果。

2）局部用药。冷敷后，再贴上创可贴，或在伤处涂上舒筋药水或七厘散，或用黄酒或茶水调成糊状敷在伤处。

3）固定和按摩。为了避免再次碰伤，可用稍硬的纸片（如香烟盒的外壳）裹住伤指，使伤指减少伸缩活动，待肿胀稍有消退，用手指轻轻按摩肿处，还可以缓缓地活动伤指，促进伤指恢复。

4）骨折和肌腱损伤的处理。如果手指末节不能伸直，很可能是有小片指骨撕脱（即在肌腱附着处的骨片有脱落，医生称为指肌腱撕脱），应该请有经验的医生用手法理正断裂的指骨小片，再把屈曲的指关节慢慢扳过来，使手指末节上翘，再用铁丝架加以固定，三周后复查。

86. 手指夹伤或砸伤时如何急救？

手指被硬物挤压或砸之后，可能破皮流血，也可能仅皮下出血而出现青紫斑块，严重者指骨可能发生断裂。单纯的夹伤或砸伤，手指若仅肿胀、疼痛，三四天后就会好转。

手指夹伤或砸伤时的急救方法：

（1）局部冷敷。没有破皮流血，也没有骨折的，可以将七厘散或五虎丹用酒或茶水调成糊状，敷在伤指上；还要经常把手举高，不要下垂。睡时，身旁可放高枕，将伤手垫高，利于静脉血回流，减轻肿胀。

（2）骨折的诊断和处理。发生指骨骨折，需要请医生诊断后将断骨复归原位，再做固定，用吊带或布条将伤肢悬挂在胸前，三四周之后复查。

骨折的症状，如图 6–2 所示，手指的指骨骨折，一定会出现断处肿胀，骨折处疼痛。医生为了判断指骨是否骨折，有时会轻轻叩动指尖，然后再轻叩手指的两侧，疼痛最强烈的部位就是骨折处。

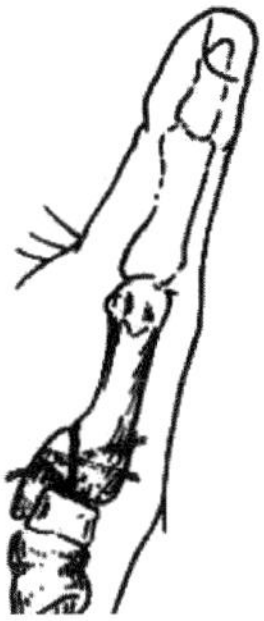

图 6–2　指骨骨折的判断

87. 骨折如何判断，如何急救?

（1）骨折的判断办法

1）观察受伤部位的外形有无变化，多数骨折受伤部位的外形会有改变。

①头骨碎裂，尤其受到重物打击，头骨会出现一个凹陷，这是“颅骨凹陷性骨折”。如果凹陷严重，还会压迫大脑，使大脑损伤。

②四肢骨折，骨头会发生断裂或错位，伤肢会出现缩短（伤肢比健肢短）、弯曲，甚至折成一个角度。

不过，骨折的种类很多，有些骨折只是有裂痕，没有发生断裂，这种情况下，受伤部位外形不会有改变。又如盆骨有断裂，即使断处有分离，但受伤部位并无明显变化，医生须做特殊测量才能发现。所以，即使受伤部位没有外形改变，也不能认为没有骨折。

2）骨头折断一定会疼痛，伤处还会肿胀，但要注意伤处不能移动，移动后会引发剧痛。

伤者活动断骨时，会听见断骨之间互相摩擦的声音（医生称它为“骨擦音”），这也是骨折所特有的征象。

（2）骨折的救治方法

1）处理伤口。对出血伤口或大面积软组织撕裂伤，应立即用急救包、绷带或清洁布等予以压迫包扎，绝大多数可达到止血的目的。有条件者，在包扎前先用双氧水和凉开水清洗伤口，再用酒精消毒，做初期清创处理。对伤口处外露的骨折断端、肌肉等组织，切忌将它们送回伤口内，因为已被污染的组织会将细菌和异物带进伤口深部而引起化脓性感染。骨折部位随着时间的推移会越来越肿，即使起初包扎得很好，也会变得不舒服，所以每隔 30 分钟要重新包扎一次。

2）固定断骨。及时正确地固定断骨，可减少伤者的疼痛及周围组织的继发性损伤，同时也便于伤者的搬运和转送。固定断骨的工具可就地取材，如棍、树枝、木板、拐杖、硬纸板等都可作为固定器材，但其长短要以固定住骨折处上下两个关节或不使断骨处错动为准。如一时找不到固定的硬物，也可用布带直接将伤肢绑在躯干上。

3）适当止痛。骨折会使人疼痛难忍，特别是多处骨折，容易导致伤者发生疼痛休克，因此，可以给伤者口服止痛片等做止痛处理。

4）安全转运。经过现场紧急处理后，应将伤者迅速、安全地转运到医院进一步救治。转运伤者过程中，要注意动作轻稳，防止震动和碰撞伤处，以减少伤者的疼痛。同时还要注意伤者的保暖和保持适当的体位，保持昏迷伤者呼吸道畅通。在搬运伤者时，不可采取一人抱头、一人抱脚的抬法，也不应让伤者屈身侧卧，以防骨折处错移、摩擦而引起疼痛和损伤周围的血管、神经及重要器官。抬运伤者时，要多人同时缓缓用力平托；运送时，必须用木板或硬材料作担架，不能用布担架或绳床。颈椎骨骨折伤者的头须放正，两旁用沙袋将头固定住，不能让头随便晃动。脊柱骨折或颈部骨折时，除非是特殊情况，如室内失火，否则应让伤者留在原地，等待携有医疗器材的医护人员来搬运伤者。

5）伤者如有多处骨折，急救应以关键部位为主。

88. 上肢骨折时如何急救?

上肢骨折具体包括上臂、前臂（也就是大胳臂和小胳臂）和手部这三处的骨折。

（1）上臂骨折

上臂由一根名为“肱骨”的骨头组成。肱骨在受到直接或间接暴力的作用下，如重物撞击或肘部着地，引起骨头的连续性或完整性中断称为上臂骨折。

1）判断方法：

①上臂肿、痛，关节或骨折端出现畸形。

②活动上臂疼痛加剧。

③伤处按压疼痛。

2）急救措施：上臂骨折固定如图 6-3 所示。

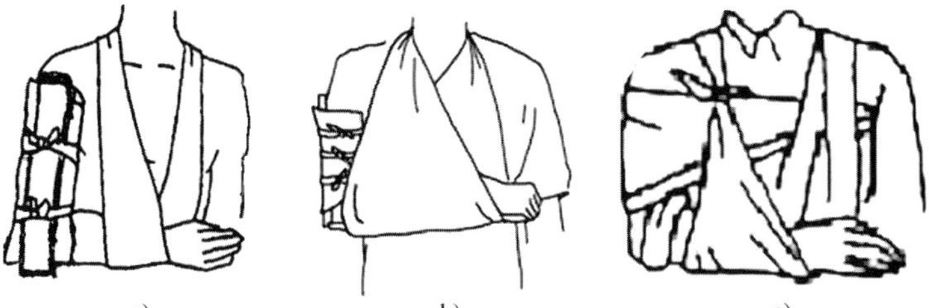

a)　　b)　　c)

图 6-3　上臂骨折的固定

a）用一块夹板，捆绑住上臂

b）用大三角巾将手臂兜住，使伤肢悬吊在颈部

c）再用另一块三角巾，将上臂和身体固定在一起

①牵引伤肢。牵引的具体方法是，一手握住伤肢前臂近肘弯处，另一手握住伤员伤肢手腕。握前臂的一手，慢慢用力向下牵引。牵引的方向必须与伤肢原来的位置呈一直线，切不可猛然拉动。握住伤员手腕的手，要逐渐将伤员前臂弯曲，使伤员前臂弯成直角（前臂垂直于上臂），并使上臂渐渐向躯干靠拢，伤员伤肢掌心紧贴胸壁。这种牵引方法可以减轻伤员的疼痛，还可以将伤肢放置在正确的位置（医生称这种姿势为“功能位”），以后固定包扎时要一直保持这种姿势。

②用夹板固定伤肢。夹板，是长条薄木片，一共两块，放置于伤肢内、外两侧，限制伤肢活动。夹板的长短应根据伤员上臂长度来选用。使用夹板固定以后，要在夹板内侧衬垫一些柔软的材料，如棉花、布条，使夹板与骨折处之间形成缓冲，然后用绷带或三角巾绑缠夹板。没有夹板时，可用树枝、木棍、雨伞等替代。

用于肱骨骨折的夹板，应一长一短（宽约 8 厘米，一块长约 46 厘米；另一块稍短些，为伤员从腋窝到肘弯的长度）。将稍短夹板的顶端包裹一块棉花垫或毛巾，夹在腋窝内，顶住腋窝，另一端放置在肘弯上，板面贴住上臂的内侧；稍长的夹板贴于伤肢外侧。再用两块三角巾折叠成条，将两板缚住，结头朝外。

③找一块三角巾（可用布条、绳子替代）兜住前臂，两端在颈后打结，将前臂悬吊于胸前，手掌应贴胸，比肘高 7 厘米左右为宜。

为了避免伤肢随便移动，应另找一块三角巾，将伤肢固定于胸壁，在腋窝前打结。

（2）前臂骨折

前臂包含桡骨和尺骨，它们虽能单独骨折，但两骨同时骨折较为常见。发生前臂骨折，多因受到外力的直接冲击，如跌倒时手掌着地。

1）判断方法：前臂不能活动，又肿又痛；如果断骨错位，还能出现小臂扭转等畸形。

2）急救措施：

①牵引方法。一手握住伤员的上臂，顺着前臂的方向向上牵引；另一手拉住伤员的手，顺着前臂的方向向下牵引。应缓慢而轻柔地牵引，并逐渐加力，使两端断骨分离，如图 6-4 所示。前臂伸直之后可以固定。

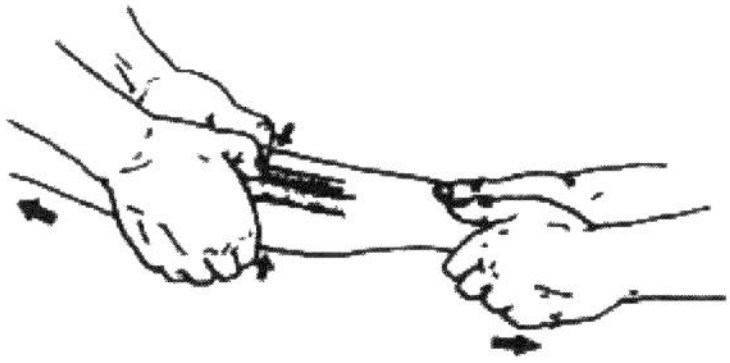

图 6-4　前臂牵引

②夹板固定方法。用宽约 8 厘米，长约 46 厘米的两块薄木片，两板各裹上棉花，一块放在前臂的内侧，另一块放在前臂外侧，两块夹板把整个前臂夹住（包括手在内），再用两块三角巾（或布条）折成宽条，将夹板捆扎固定。然后一手捏住上臂，另一手握住两块夹板，轻轻将前臂放平（即肘弯弯曲），掌心贴胸，手应略高于肘。用宽三角巾将前臂悬挂于胸前。如果没有夹板，可用书报代替，如图 6-5 所示。

（3）手部骨折

1）手腕骨折。腕部骨折时，从侧面看，整个手腕不是平直的，而成锅铲状畸形；此外，还有腕部肿、痛，腕关节不能活动的症状。手腕固折牵引和固定的方法，同前臂骨折。

2）手指骨折。手指骨折容易出现畸形和畸状活动，稍一移动伤指，可以听到“骨擦音”，骨折处肿痛。

手指骨折急救方法如下：

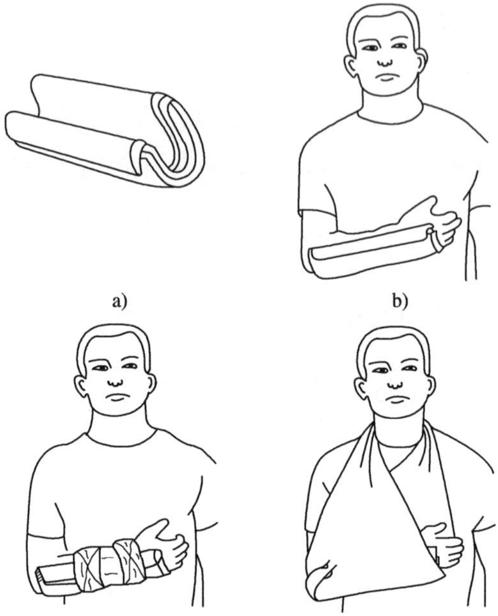

a)　　b)

c)　　d)

图 6-5　前臂骨折，用书报代替夹板固定

a）将大卷书报叠在一起　b）书报卷裹住伤肢

c）用布条或手帕捆扎　d）再用大三角巾兜住整条胳臂

①牵引方法。一手握腕不动；另一手捏住伤指远端，顺着手指方向轻轻向外牵引。然后将干净棉花或柔软布块揉成拳头大小的一团(用纸团也可以)，外部包裹一块干净布片，让伤指轻轻握住，将伤手用绷带包扎起来。

②以三角巾兜住前臂，悬吊于胸前。但要注意掌心朝下，伤手略高于肘。

89. 下肢骨折时如何急救?

(1) 大腿骨折

大腿骨，也称为股骨。跌伤、暴力打击、车辆撞击或战伤等，都会引起股骨骨折。

1) 判断方法:

①下肢不能活动。

②骨折处疼痛，活动疼痛加剧。

③可能出现畸形，在骨折处可以看到骨骼原有形状被破坏，出现畸形和反常活动。

④伤肢和健肢对比缩短，这是大腿骨折的一个特点。

⑤有时还可能有伤口，成开放性骨折。

⑥重伤伤员可同时出现休克。

2) 急救方法:

①牵引。要移动伤腿，必须先牵引。牵引手法为一手先托住伤腿足跟，另一手拉住足背，顺着大腿方向（伤员仰卧时的方向）牵拉伤腿，用力要大，但须缓慢，逐渐加力，如图 6-6 所示。以此种方法活动伤肢，伤员不会感到疼痛，也不会误伤断骨附近的神经、血管。

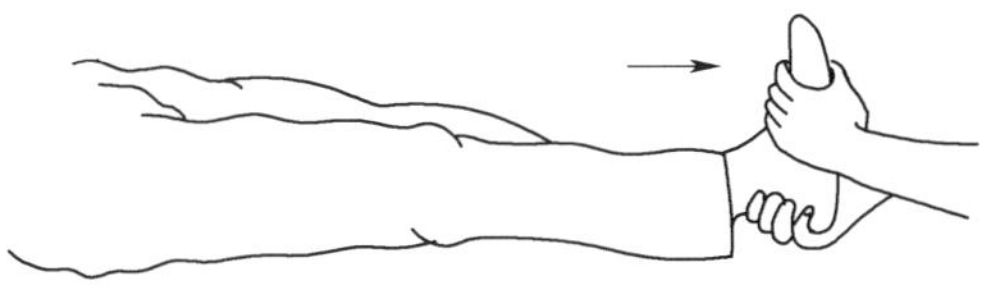

图 6-6　腿部牵引

如果要提起伤腿，除了一人牵引，还需要有另一人托住大腿和小腿肚，然后再提起。

②夹板固定。伤员仰卧，伤腿伸直，与健肢并拢。如图 6–7 所示，找 4~7 块三角巾（叠成宽条）或宽布条，分别放于心口、大腿根、膝盖、小腿处。三角巾都要摊平，压在身体下面，两端在身体两旁外露。

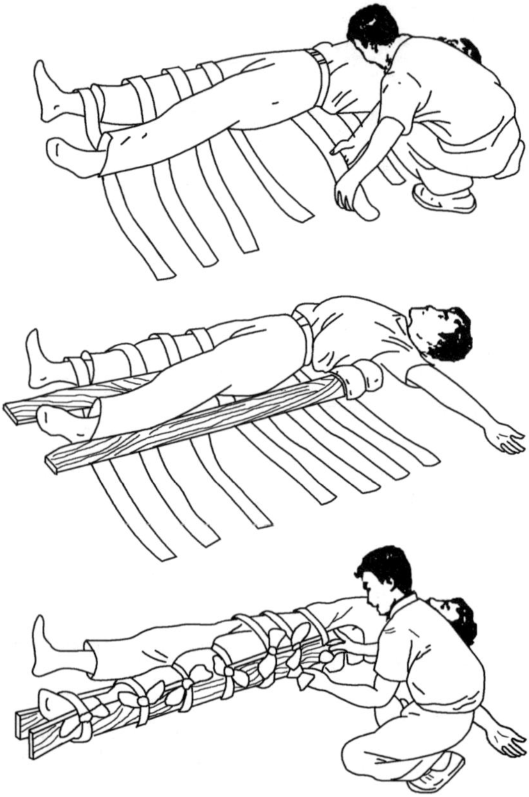

图 6–7　双夹板固定

伤员仰卧，伤腿伸直。将两块夹板（内侧夹板长度为上至大腿根部，下过足跟；外侧夹板长度为上至腋窝，下过足跟）分别放在伤腿内外两侧；若只有一块夹板，则放在伤腿外侧，并将健肢靠近伤肢，使双下肢并列，两足对齐。在关节处及空隙部位均放置衬垫，用5~7条三角巾或布带先将骨折部位的上下两端固定，然后分别固定腋下、腰部、膝、踝等处。足部用三角巾呈“8”字固定，使足部与小腿呈直角。

③搬运。三名救护人员并排单腿跪在伤员一侧。一人托头和上背部，一人托腰和臀部，另一人托住大腿和小腿，三人一齐起立，一齐放下，将伤员仰放在担架上，然后抬送至医院。

（2）小腿骨折

小腿骨有两根，为胫骨和腓骨，以两骨同时折断较为常见。外力打击或从高处跌落时脚着地都能引起小腿骨折。

1）判断方法：

①脚外翻。

②伤肢较健肢缩短。

③伤处肿、痛，不能活动。

2）急救要点：

①牵引。牵引方法和大腿骨折相同。

②夹板固定。如图6-8所示，将夹板与小腿固定在一起，所选夹板长度应超过膝关节及踝关节，夹板上端固定至膝关节上方，下端固定至踝关节及足底。先固定远折端，再固定近折端。绷带捆扎松紧度以绷带可以上下移动1厘米为宜。

③如用双夹板固定法，固定前用毛巾等软物铺垫在夹板与肢体之间。

④伤员如不能自己行走，应仰卧在担架上，运送至医院。

90. 脊柱骨折时如何急救？

脊柱骨折常发生于胸腰段，是骨科常见的严重创伤，脊椎管内有

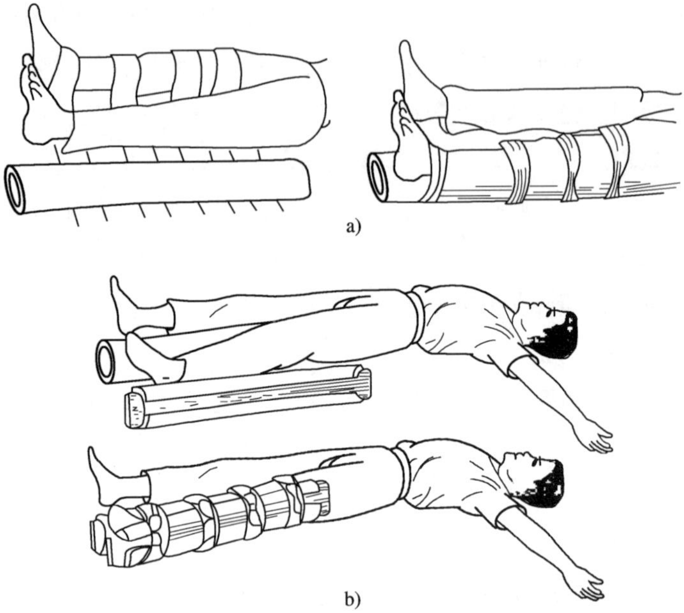

图 6-8　小腿骨折的两种固定方法

a）单夹板固定　b）双夹板固定

脊髓，损伤严重时会导致截瘫。

（1）可能会导致脊柱骨折的情形

1）从高空摔下，臀或四肢先着地。

2）重物从高空坠落，直接砸压在头或肩部。

3）暴力直接作用在脊柱上。

4）弯腰弓背时受到挤压。

通过询问伤员与伤情检查，如果发生了上述情形之一，并且腰背部脊柱有压痛、肿胀、隆起或畸形，或双下肢麻木、活动麻木或不能活动，则伤员有脊椎骨折的可能性，应立即按照脊柱骨折要求进行急救。

（2）脊柱骨折的急救措施

1）如伤员仍被瓦砾、土方等埋压时，不要硬拉强拽暴露在外面的肢体，以防加重伤员血管、脊髓、骨折的损伤，应立即将压在伤员身上的重物搬掉。

2）若伤员还伴有颈椎骨折，则要用衣物、枕头放在头颈两侧，使其头部固定不动。

3）如伤员伴有腰椎骨折，应使伤员平卧在硬板上，身体两侧用枕头、砖头、衣物塞紧，固定脊柱为正直位；需三人同时进行搬运工作，具体做法是三人蹲在伤员的一侧，其中，一人托背、一人托腰臀、一人托下肢，协同动作，将伤员仰卧位放在硬板担架上，腰部用衣褥垫起。

4）身体创口部分进行包扎，冲洗创口，止血，包扎。

（3）脊柱骨折急救时的注意事项

1）完全或不完全骨折损伤，均应在现场做好固定且防止并发症，特别要采取最快方式送往医院，在护送途中应严密观察伤员情况。

2）可疑脊柱骨折、脊髓损伤时立即按脊柱骨折方法急救。

3）运送中用硬板床、担架、门板搬运伤员，不能用软床。禁止单人抱、背，几人抬，否则会加重脊柱、脊髓损伤。

4）搬运时将伤员下肢并拢，上肢贴于腰侧，并保持伤员的身体在同一水平线上。胸、腰、腹部受伤时，在搬运中，腰部要垫小枕头或衣物。

91. 肋骨骨折时如何急救?

肋骨骨折是一种常见的胸部损伤，多由于直接或间接的暴力外伤导致肋骨的完整性和连续性中断。

（1）肋骨骨折的判断方法

1）单纯骨折。只有肋骨骨折，胸部无伤口，局部有疼痛，呼吸急促，皮肤有血肿。

2）多发性骨折。多发性肋骨骨折的症状为吸气时胸廓下陷，胸部多有创口，有剧痛感，呼吸困难，这种骨折常并发血胸和气胸，抢救不及时伤员会很快死亡。

（2）肋骨骨折的抢救方法

1）如果是简单肋骨骨折，现场急救时应固定胸部。具体做法为准备宽 7~8 cm、长约伤员胸围 3/4 的橡皮膏 3~4 条，请伤员尽量呼气，呼气到极限后保持住。救护人员迅速将橡皮膏从下胸粘起：将一条橡皮膏的起始端粘在健侧（即非骨折的一边）后背肩胛骨下方，将橡皮膏拉紧，顺着胸廓转到健侧乳头附近。这时，可让伤员呼吸几次，再次尽力呼气后保持住，将另一条橡皮膏自下而上地粘贴，下一条橡皮膏应压住上一条橡皮膏 2~3 厘米。这样，健肺吸气时不致过分膨大，伤侧的肋骨也不致有太大活动。橡皮膏经过 2~3 周之后可以去除。

2）多发性骨折用宽布或宽胶布围绕胸腔固定即可，以防止发生继发性损伤，并速请医生处理。

3）有条件时吸氧。

4）遇气胸时，急救处理后速送医院。

92. 关节脱位如何急救？

关节脱位是指关节稳定结构受损，使关节面失去正常的对合关系，简而言之就是关节脱离了原来的位置。关节脱位时，脱位的关节受损，韧带不稳定，周围肌肉也有可能受伤撕裂，并伴有出血，出血刺激附近的肌肉，使肌肉收缩，产生疼痛感。

（1）关节脱位的判断方法

1）关节处有外伤。

2）关节外形出现畸形，有时候能摸到脱位的关节头，或者空虚的关节腔；伤肢也可能变长或缩短。

3）关节不能正常活动，或者活动受限。

4）伤处肿、痛。

（2）关节脱位的复位方法

1）下颌关节脱位（掉下巴）的复位方法有两种，如图 6-9 所示。

①让伤员呈端坐位，头和背紧靠墙壁。救护人员站在伤员正前方，找出下颧骨喙突（喙突是下颌骨垂直部位顶端靠前的一个突起，位于颧骨的下方）。救护人员的双手拇指分别放在两侧的喙突前面，其余四指分别放在下颌骨下缘左右侧。拇指适当用力向后推压；同时，其余四指用力将下颏部向上托起，脱位就能复入原位，如图 6-9a 所示。复位后，用三角巾或绷带将下颏固定一周左右，吃饭时可摘下，即可痊愈，在这期间不可大笑，不咬嚼硬物，以免形成习惯性脱位。

②伤员坐下、头后仰，靠在墙上，全身放松。救护人员站在伤员面前，两手拇指用手帕或纱布缠裹，伸入伤员嘴内，分别放在两侧臼齿（大牙）咬合面上；其余四指在外托住下颌角和下颌下缘。拇指下压，将下牙向下压，其余四指将颏部向上托，整个手的活动轨迹是一个向下、向后、向上的弧形（半圆形），当听到“咔嚓”的响声，说明复位成功，如图 6-9b 所示。

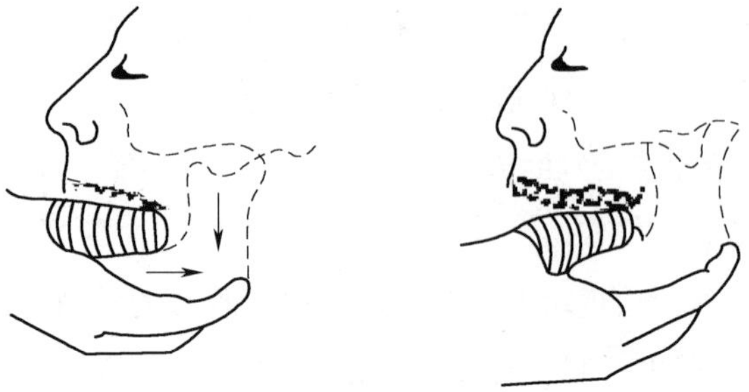

图 6-9　下颌关节脱位的复位方法

2）小儿桡骨小头半脱位。多发生于 5 岁以下的儿童，多因手腕或前臂受到外力牵拉后引起，如大人向上提拉儿童的手走上石阶、儿童行走时欲跌倒大人拽起儿童手臂以防跌倒、穿衣不慎等都能使韧带撕裂，使桡骨小头从关节囊滑出，这就构成了桡骨小头脱位。

①判断方法：有牵拉或跌倒的意外。伤肢不能活动，拒绝触碰伤肢。肘部呈轻度屈曲或伸直位，前臂旋前位并贴于胸部，主被动屈曲及旋转时关节活动受限。

②急救时，用一手握住孩子的手腕，另一手拇指向后、向内压迫桡骨小头，逐渐屈曲肘弯，将前臂略做牵引，并做前后旋转，这里可听到轻微的弹响，疼痛也随之消失，说明整复成功。整复后，用布条将肘挂在伤员胸前，三天后可以去除。

93. 颅脑损伤时如何急救？

颅脑损伤是指由于外力作用于头部，造成的脑组织器质性损伤，甚至会出现感觉、运动、认知、行为、心理等功能损害。颅脑损伤是一种常见的伤害，一般创伤较为严重，因此这类外伤不容轻视。

（1）颅脑损伤的急救原则

1）对无意识障碍伤员的处理。伤员受伤后无意识障碍，无频繁呕吐、头痛、颈软的症状，无明显神经定位体征，可在他人陪同下到医院就诊。

2）对短暂意识丧失伤员的处理。伤员受伤后有短暂意识丧失，无明显神经定位体征或为枕部外伤时，应在严密观察下转送到医院。

3）对有神经定位体征伤员的处理。伤员受伤后出现意识障碍或神经定位体征时，若尚能对周围事物有简单反应，应立即送往专科医院。

4）对昏迷伤员的处理。伤员受伤后出现长时间意识障碍，或语言混乱，不能按指令行事，或由轻度昏迷发展为重度昏迷，应及时做气管插管以保持呼吸道通畅，及时送往专科医院。

（2）颅脑损伤的急救措施

1）颅脑损伤伴有呕吐的症状时，应立即将伤员口腔内食物清理干净，以保证呼吸道的畅通，必要时应插管。

2）有开放性颅脑损伤时要先给予止血包扎伤口，防止再污染，然后再进行简单的检查和处理。

3）对于重症伤员应给予脱水治疗。受伤后有短暂意识丧失，但无明显神经定位体征者给予50%葡萄糖注射液100毫升静脉滴注；受伤后有意识障碍，但伤员尚有简单的反应者给予200毫升50%葡萄糖注射液快速静脉滴注；受伤后有较长时间的意识障碍或有神经定位体征者，应静脉注射20%甘露醇注射液250毫升以及呋塞米（速尿）40毫克。

94. 胸部创伤时如何急救？

胸部外伤在日常生活中较为常见，常导致呼吸、循环功能障碍，伤情危急，死亡率较高。因此，对胸部有创伤的伤员都应按危重伤员处理。大多数胸部创伤通过比较简单的处理就可排除危险，需开胸手术或较复杂的处理者是少数。一些比较简单而又危及伤员生命的胸部创伤，如开放性气胸封闭伤口、张力性气胸等，在现场即可进行处理。

胸部创伤分闭合性损伤和开放性损伤两大类，后者以胸膜屏障完整性是否被破坏又分为穿透性损伤和非穿透性损伤。闭合性损伤多由胸部受到暴力撞击或挤压等原因引起，可产生胸壁挫伤、肋骨骨折（伴有或不伴有连枷胸）、气胸、血胸、肺挫伤、支气管破裂、膈肌破裂、主动脉破裂、心脏挫伤或室间隔穿孔、主动脉瓣或房室瓣膜或心脏游离壁破裂。开放性损伤多由胸部被锐器（如刀、剑等）刺穿造成，战时则以火器伤最多见。穿透伤随伤道的不同，可出现肺、心脏、大血管以及腹部脏器等不同器官的合并损伤，造成血胸、气胸、血气胸，肺、支气管裂伤，食管和膈肌穿透伤以及心脏或大血管穿透伤、心包堵塞等严重创伤。

常见胸部创伤及处理方法：

（1）肋骨骨折

肋骨骨折在胸部创伤中最为常见，一般是闭合性损伤。造成肋骨骨折的原因为直接暴力或间接暴力作用于胸部。直接暴力是指暴力直接作用在胸壁上，使受力部位的肋骨向内弯曲以致折断。由于骨折端向内，容易损伤胸膜和肺，以致并发血胸、气胸。间接暴力如挤压伤，一般较少并发胸膜、肺的损伤。

当一根肋骨在两处折断时，称为肋骨双骨折，多根肋骨双骨折可造成胸壁软化，呈现反常呼吸运动，严重地影响呼吸功能，如不及时处理，常可危及生命。

利器、火器所造成的肋骨骨折，均为开放性骨折，并伴有血胸、气胸或胸内、上腹部重要器官损伤。

1）症状：胸痛、呼吸困难、口唇发绀、咳血或休克。

2）现场急救措施：

①单纯性肋骨骨折，胸壁软组织仍保持完整，一般骨折断端无明显移位，无须特殊处理。

②多根肋骨双骨折可用厚实敷料垫放在软化的胸壁上，并加压包扎，以减轻反常呼吸运动。

③开放性肋骨骨折，给予清洁敷料包扎。有胸膜破损者应进行闭式胸腔引流。

（2）血胸

1）诊断要点。有胸部外伤史，又有胸膜腔内积液的体征，可判断为血胸。但如果闭合性创伤出血量不大时，则不易诊断。最可靠的诊断方法是进行胸腔穿刺术。

2）现场急救措施准确判断伤员是否有继续出血及大概的出血量是现场急救的重点。

①若胸腔少量出血，伤员症状轻微，有伤口者给予包扎后即可转送医院，途中时刻观察伤员心率、血压的变化。

②若胸腔大量持续性出血，伤员症状较重，并出现休克或休克逐渐加深，则必须立即给予抗休克治疗，并火速转送医院。

（3）气胸

气胸是指空气进入胸膜腔，造成积气状态，称为气胸。胸部穿入性损伤，气管、支气管、食管破裂以及骨折端戳破胸膜、肺组织时，均可并发气胸。

根据胸膜空气通道的情况，气胸可分为闭合性气胸、开放性气胸和张力性气胸三种。胸壁受伤后，胸壁的伤口闭合，空气无法进入胸膜腔内，称为闭合性气胸；胸壁内气道畅通，空气仍可进出胸膜腔，称为开放性气胸；空气能进入胸膜腔，但不易排出，胸膜腔内气体不断增加，致胸膜腔内压力逐步上升，则称为张力性气胸。

1）诊断要点：

①有胸部外伤史。

②少量气胸的伤员仅略感胸闷；大量气胸的伤员则出现胸闷、气急等症状。

③如胸壁有伤口，并有空气进出响声，则为开放性气胸。

④胸部有闭合性创伤，且伤处皮下有气肿时，则大概率为气胸，若伤处广泛发生皮下气肿时，则为张力性气胸。

⑤肺组织裂伤，伤员咳血。

2）现场急救措施：

①症状轻微的少量气胸伤员可在监护下送往医院；肺压缩超过30%、症状较重者应行胸腔穿刺抽气后送往医院。

②开放性气胸胸壁有穿入性伤口，应立即用厚实敷料封盖包扎，然后送往医院，如图 6-10 所示。

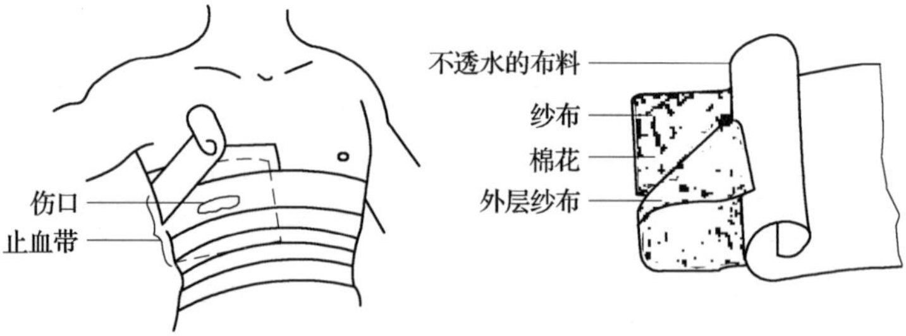

图 6-10　厚实敷料封盖包扎

③若发生张力性气胸，应立即于胸膜腔内插入排气针排气，或进行胸腔闭式引流，情况好转后送往医院。

95. 腹部外伤时如何急救?

腹部外伤是指各种原因引起的腹壁或腹部脏器损伤，如火器伤、刀刺伤，常发生于意外灾害中，如地震、车祸等。根据腹膜与外界是否相通，腹部外伤分为开放性损伤和闭合性损伤两类。

无论是开放性损伤还是闭合性损伤都会出现流血、内脏损伤、休克或感染等症状，甚至是死亡。因此，加强对腹部外伤的现场急救和安全快速将伤员运送到医院，对提高腹部外伤的治愈率、降低死亡率有重要意义。

（1）腹部外伤的判断方法

1）伤员常有恶心、呕吐和吐血的症状。

2）伤员有时腹部无伤口，有时腹部内脏破裂出血，如胃、胰、肝、脾、肠、肾、膀胱等，医学上称为内出血。若伤员微量出血，则无明显症状；若伤员大量出血、腹部膨胀，则会出现恶心、呕吐，或大小便带血等症状；若伤员面色苍白，脉搏快、弱，血压下降，甚至休克，则有可能是腹内脏器出现损伤。

3）腹部轻微损伤时，可表现为受伤部位疼痛，局限性腹壁肿胀和压痛，有时可见皮下瘀斑。

（2）腹部外伤的急救措施

1）保持气道通畅，使呼吸正常。

2）若伤员肠管暴露在腹外时，不要将肠管送回腹腔，应将肠管表面的污物用清水或用1%盐水冲干净，再用无菌或干净白布、手巾覆盖，以免加重感染，或用饭碗、盆扣住外露肠管，再进行保护性包扎。如腹壁伤口过大，大部分肠管脱出，又压迫肠系膜血管时，可清除污物后将肠管送入腹腔，覆盖伤口包扎。

3）伤员屈膝仰卧，安静休息，绝对禁食。

4）如有出血时应立即止血。

5）心跳呼吸骤停者，应同时进行口对口人工呼吸和胸外心脏按压。

6）速请医生到现场急救或速送至附近医院抢救，在送往医院途中尽量给氧、输血、输液。

96. 脚踝扭伤时如何急救？

脚踝扭伤是一类常见的运动损伤，多表现为踝关节外侧韧带损伤，是由脚踝活动超出其功能性范围而引起的脚踝外侧疼痛肿胀和活动受限。

当发生脚踝扭伤时，可用橡皮膏将伤足固定，如图 6-11 所示，可以直贴固定（见图 6-11a），或横贴固定（见图 6-11b），图 6-11c 所示为贴有橡皮膏足踝的正面图。贴橡皮膏时，伤足应尽量向外旋，然后固定住；反之，则向内旋。

（1）脚踝扭伤的症状

1）外侧踝关节肿胀。

2）肿胀处按压疼痛，无法行走。

3）肿胀处皮下的乌青瘀斑为皮下小血管破裂出血所致。

（2）脚踝扭伤的急救措施

1）轻伤或韧带部分撕裂，可在肿胀处用冰袋进行冷敷，每日敷 3~4 次，可以同时服用七厘散或跌打丸。

2）若伤势较重，如骨折或韧带完全断裂，应该前往医院治疗。

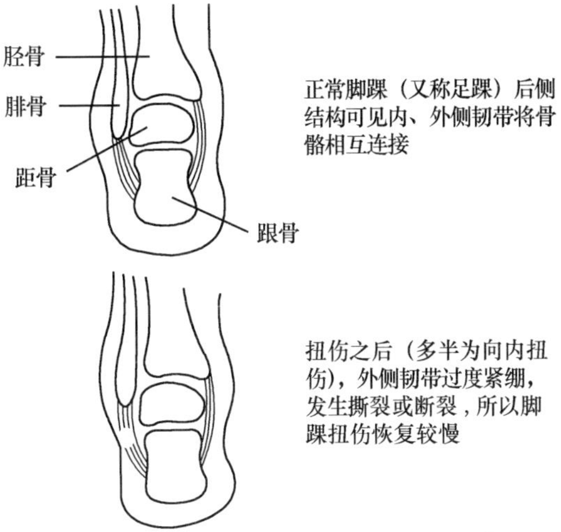
胫骨
腓骨
距骨
跟骨
正常脚踝（又称足踝）后侧结构可见内、外侧韧带将骨骼相互连接
扭伤之后（多半为向内扭伤），外侧韧带过度紧绷，发生撕裂或断裂，所以脚踝扭伤恢复较慢

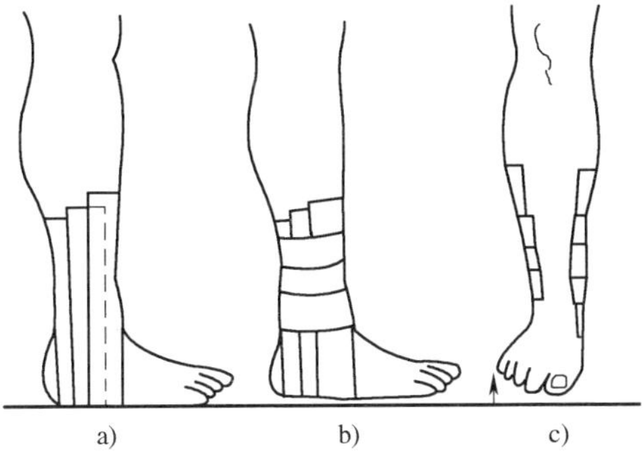
a)
b)
c)

图 6-11　脚踝扭伤固定

第七部分 自然灾害的应急防护与现场急救

97. 雷击时现场如何急救?

我国雷暴活动主要集中在每年的6~8月。打雷时，天空会出现耀眼的闪光，并发出震耳的轰鸣。雷电具有放电时间短、电流大、电压高的特点。

雷击伤一般伤势较重，主要会造成灼伤、神经系统损伤、耳鼓膜破裂、爆震性耳聋、白内障、失明、肢体瘫痪或坏死，甚至呼吸心跳停止、休克、死亡等。雷击伤与高压电击伤类似。

（1）雷击致人伤害的因素

1）高电压。打雷时正负电位差可达几千万甚至几亿伏特，雷击的电压足以致人死亡。

2）强电流。超出人体承受强度的电流即可对人体造成伤害，电流越强，伤害越大。雷击的电流足以致人体神经损伤、肌肉痉挛、灼伤甚至休克或死亡。

3）雷击部位与触电时间。一般雷击电流通过大脑、心脏等重要器官时，危害大；触电时间越长，危害越大。

（2）雷击造成的主要伤害

1）大脑神经系统损伤致昏迷、休克、惊厥、神经失能、痉挛、伤后遗忘等。

2）心血管系统损伤造成心脏停跳，血管灼伤、断裂，形成血栓，致使供血中断。

3）呼吸系统损伤。由于脑神经及呼吸肌的痉挛等，造成呼吸功能失常，导致呼吸停止或异常。

4）运动系统损伤。昏迷、休克、惊厥或肌肉灼伤可致运动功能丧失；高空作业者从高处被雷电击落，伤势会更为严重。

（3）雷击的特点

雷击（电击）损伤瞬间发生，伤势严重，生命危在旦夕，必须立即施救。多数伤员要给予心肺复苏、脑复苏抢救，有心室纤颤、心律异常者，应给予除颤整律治疗。

雷击伤较为复杂，要求多学科综合救治，救治重点在于维持呼吸、稳定血压、纠正酸中毒、医治烧灼伤等。

（4）雷击伤的急救措施

1）伤员就地平卧，松解衣扣、腰带等。

2）立即进行口对口人工呼吸和胸外心脏按压，坚持至伤员苏醒为止。

3）送往医院急救。

98. 雾霾天气如何防治和应急？

雾霾是雾和霾的组合，中国大部分地区将雾并入霾一起作为灾害性天气现象进行预警预报，统称为“雾霾天气”。

雾霾是特定气候条件与人类活动相互作用的结果。高密度人口的社会活动必然会排放大量细颗粒物（PM 2.5），一旦排放超过大气循环能力和承载度，细颗粒物浓度将持续积聚，此时如果是静稳天气，极易出现大范围的雾霾。

（1）雾霾的危害

1）造成城市里大面积能见度低。在清晨或夜间相对湿度较大的时候，形成的是雾；白天气温上升、湿度下降，雾逐渐转化成霾。这种现象的出现既有气象原因，也有污染排放的原因。

2）雾霾被吸入人的呼吸道后对人体有害，严重会致死。雾霾，特别是 PM2.5 粒子产生的灰霾天气，严重影响人民身心健康和生活，已成为威胁人类社会健康的主要灾害之一。

（2）空气污染指数等级划分及响应级别

1）黄色预警（Ⅲ级）：预测空气质量指数（AQI）日均值>200 将持续 2 天（48 小时）及以上，且未达到高级别预警条件。

2）橙色预警（Ⅱ级）：预测空气质量指数（AQI）日均值>200 将持续 3 天（72 小时）及以上，且未达到高级别预警条件。

3）红色预警（Ⅰ级）：预测空气质量指数（AQI）日均值>200 将持续 4 天（96 小时）及以上，且预测 AQI 日均值>300 将持续 2 天（48 小时）及以上；或预测 AQI 日均值达到 500。

（3）雾霾天气的防治措施

1）出行要戴口罩。目前市场上销售的普通口罩及一次性无纺布口罩无法有效防护 PM2.5 等细颗粒物，一般的医用口罩对 PM2.5 的防护效果也比较差，建议选择标有 KN95/N95 及以上标准的口罩。除了考虑防护效果外，还要结合使用者的脸形和舒适性等因素进行考虑。

2）雾霾天气尽量少开窗。如果雾霾一整天不散，不主张早晚开窗通风，最好等太阳出来再开窗通风。

3）饮食清淡多喝水。雾天的饮食宜选择清淡易消化且富含维生素的食物，多饮水，少吃刺激性食物，多吃新鲜蔬菜和水果，如梨、枇杷、橙子、橘子等清肺化痰食品，这样不仅可补充各种维生素和无机盐，还能起到润肺除燥、祛痰止咳、健脾补肾的作用。雾多、日照少会使紫外线照射不足，影响人体内维生素 D 的生成，容易使人精神涣散、情绪低落等，必要时可适量补充维生素 D。

(4) 雾霾天气的应急措施

1) 重度污染应急措施。

①当出现持续重度污染天气时，年老体弱者和患有心脏病、呼吸道疾病等易感人群尽量停止户外活动；建议一般人群减少室外作业时间，确需外出要采取防护措施，如戴防尘口罩等。

②减少污染物的排放是治理雾霾的根本方法。大家应加强环保意识，为环境保护贡献出自己的一份力量，如尽量乘坐公共交通工具出行，减少私家车的使用。

③严格控制建筑施工场所扬尘。施工现场必须全封闭设置围挡墙，严禁敞开式作业；施工现场的道路、作业区、生活区必须进行地面硬化；施工工地全部使用预拌混凝土和预拌砂浆，杜绝现场搅拌混凝土和砂浆等。

④控制道路扬尘污染。减少道路开挖面积，缩短地面裸露时间；减少裸露地面面积；城市渣土运输车辆实施密闭运输等。

2) 严重污染天气的应急措施。

①当出现持续严重污染天气时，企业应号召员工采取减排措施，尽量减少能源消耗，夏季空调设定温度调高 2~4 摄氏度，冬季调低 2~4 摄氏度。

②建筑施工场所在保持日常场地清扫频次的基础上，每日增加清扫 2 次以上，对场地洒水降尘。

③停止市政基础设施拆除工程，杜绝室外搅拌作业，禁止露天烧烤及焚烧等。

④积极响应公安部门制定的单双号限行方案，合理减少车辆出行。工地尽量减少扬尘、机械排放等。

⑤各户外施工单位应安排专人及时收听每天早晨的天气预报，根据预报中空气质量的等级提示，关注市环保部门每日发布的各监测站点空气质量数据及重度污染天气应急措施。持续出现严重污染及以上天气情况时，可通过微信、qq、手机短信等多种方式和渠道，向建筑现场施工作业人员发布相应应急信息，让作业人员及时了解空气质量状况及变化趋势，加强自我防护，响应政府号召，共同应对极端不利气象条件。

3）极重污染应急措施。

①当出现极重污染天气时，除了执行上述重度污染、严重污染的应急措施外，还应执行强制性采取减排措施，各单位采用低污染排放设备，杜绝超标排放。

②建筑施工场所室外作业一律停止施工，停止渣土运输，禁止露天烧烤及焚烧。

③尽量少用燃气，多用电。

99. 发生洪涝时如何急救？

根据世界气象组织资料，暴雨、洪涝在全球发生的范围之广和频率之高是其他自然灾害无法比拟的，而我国是洪涝灾害频发的国家，也是洪涝灾害危害严重的国家之一。

洪涝对人的直接伤害主要是淹溺、浸泡、使建筑物倒塌伤人及应激性心理创伤等。

（1）洪涝的特点

1）伤亡的形式多样：

①被泥沙掩埋。

②吸入水草、泥沙窒息或死亡。

③溺水。

④建筑物倒塌致伤亡。

2）洪水过后人畜尸体浸泡在水中，尸体腐烂、粪尿外溢，水源污染严重，灾民食物缺乏、衣被短缺，居住拥挤、蚊蝇滋生，居住环境极差，加上灾民抵抗力较差，因此洪涝过后经常会流行瘟疫，特别是消化道疾病和食源性疾病。

3）次生灾害：触电、火灾、冻伤、中毒。

（2）发生洪涝时的急救措施

1）在易发生洪涝灾害的地区，广泛宣传洪涝自救、互救知识，如水中救护、溺水抢救的方法等。

2）根据天气预报和关于强降雨的预报，按政府的应急方案，安排相关区域居民有序撤退，转移到地势高、地基牢固的安全地方。

3）对被洪水围困的人员，采取一切可行的方法，将他们解救到安全地带。

4）落水人员应该尽量避开主流和水面上的漂浮物，当水面上有柴油、汽油时应赶快离开，避免吸入体内。

5）如果不慎落水，不要在水中挣扎、游泳，而是要尽可能采取仰卧位漂浮在水上以保留体力以及减慢体温下降的速度。

6）多人在等待救援时，应尽可能靠拢在一起，心理上可得到安慰和鼓励，增强信心，重要的是可以互救，并且易于被发现。

7）营救落水者：

①洪涝灾害，水流湍急，救援人员及船只应缓慢接近目标，使用绳子、竹竿、木棍等有效的救捞器材进行营救。

②迅速对营救上岸的人员进行伤情初步检查，并给予相应治疗；如发现伤员呼吸停止或呼吸微弱时，应立刻做俯卧位人工呼吸，至少连续 15 分钟，不可间断。

（3）现场急救的注意事项

1）检查伤员应仔细认真，不要遗漏任何伤情。

2）救援人员动作要迅速，有条不紊。

3）禁用高温局部烘烤伤员。

4）“控水”的行为并不科学。

5）不要过量补充液体。

6）不要轻易放弃抢救。

100. 大风时的应急措施有哪些？

大风（除台风、雷雨大风外）预警信号分 4 级，分别以蓝色、黄色、橙色、红色表示。蓝色预警信号预示 24 小时内平均风力可达 6 级，或阵风 7 级；或平均风力已为 6~7 级，或阵风已为 7~8 级并可能持续。黄色预警信号预示 12 小时内平均风力可达 8 级，或阵风 9 级；或平均风力已为 8~9 级，或阵风已为 9~10 级并可能持续。橙色预警信号预示 6 小时内平均风力可达 10 级，或阵风 11 级；或平均风力已为 10~11 级，或阵风已为 11~12 级并可能持续。红色预警信号预示 6 小时内平均风力可达 12 级，或平均风力已为 12 级以上并可能持续。

（1）蓝色预警防御

1）政府及相关部门按照职责做好防大风工作。

2）关好门窗，加固围板、棚架、广告牌等易被风吹动的搭建物，妥善安置易受大风影响的室外物品，遮盖建筑物资。

3）相关水域水上作业和过往船舶采取积极的应对措施，如回港避风或者绕道航行等。

4）尽量少骑自行车，起风时不要在广告牌、临时搭建物等下面逗留。

5）有关部门和单位注意森林、草原防火。

（2）黄色预警防御

1）政府及相关部门按照职责做好防大风工作。

2）停止露天活动和高空作业等户外危险作业，处于危险地带的人员和危房居民尽量到避风场所避风。

3）相关水域水上作业和过往船舶采取积极的应对措施，加固港口设施，防止船舶走锚、搁浅和碰撞。

4）切断户外危险电源，妥善安置易受大风影响的室外物品，遮盖建筑物资。

5）机场、高速公路等单位应当采取保障交通安全的措施，有关部门和单位注意森林、草原等的防火。

（3）橙色预警防御

1）政府及相关部门按照职责做好防大风应急工作。

2）房屋抗风能力较弱的中小学校和单位应当停课、停业，人员减少外出。

3）相关水域水上作业和过往船舶应当回港避风，加固港口设施，防止船舶走锚、搁浅和碰撞。

4）切断危险电源，妥善安置易受大风影响的室外物品，遮盖建筑物资。

5）机场、铁路、高速公路、水上交通等单位应当采取保障交通安全的措施，有关部门和单位注意森林、草原等的防火。

（4）红色预警防御

1）政府及相关部门按照职责做好防大风应急和抢险工作。

2）人员应当尽可能停留在防风安全的地方，不要随意外出。

3）回港避风的船舶要视情况妥善安排人员留守或者转移到安全地带。

4）切断危险电源，妥善安置易受大风影响的室外物品，遮盖建筑物资。

5）机场、铁路、高速公路、水上交通等单位应当采取保障交通安全的措施，有关部门和单位注意森林、草原等的防火。

（5）突遇狂风应急措施

1）轻型车辆上应放置一些重物，或慢速行驶，必要时应停车。

2）不在广告牌、临时搭建物等下面逗留。

3）走路、骑车尽量避开高层楼房之间的狭长通道。

4）尽量不骑自行车，侧风向骑行时，有可能被刮倒摔伤。

（6）突遇龙卷风应急措施

1）应牢牢关紧与龙卷风前进方向相对的门窗，另一侧门窗则全部打开。

2）不在车内停留，以防风暴将其掀翻。

3）若外出时遇到龙卷风，应避开龙卷风行走路线，向与其路线成直角的方向撤离，或躲避在地面沟渠或凹陷处，平躺，用手遮住头部。

4）躲在防风暴地下室或洞穴里，也可进入小房间或在结实牢固的家具下躲避，但不能躲在笨重家具下方。

101. 冰雹天气的应急措施有哪些?

冰雹是空气不均匀受热而引起的一种强对流天气现象，根据一次降雹过程中，多数冰雹（一般冰雹）直径、降雹累计时间和地面积雹厚度，将冰雹分为 3 级，见表 7-1。

表 7-1　　冰雹的分类

类别	多数冰雹直径（厘米）	降雹累计时间（分钟）	地面积雹厚度（厘米）
轻雹	≤0.5	≤10	≤2.0
中雹	0.5~2.0	10~30	2.0~5.0
重雹	>2.0	>30	>5.0

冰雹粒子在高速下落的过程中，会对人体和物体造成物理性伤害，在发生冰雹灾害时，应急措施有：

（1）应迅速地进入建筑物内或坚固的遮挡物下进行躲避。如果暂时找不到建筑物或者遮挡物躲避，则应背着风蹲下，然后用身上的衣服盖住头部，并双手抱头，保护头部和面部。

（2）因为冰雹天气往往伴随着大风，所以在蹲下之前应先观察四周是否有容易掉落的危险物品，如果有应立即撤离，以免被掉落的东西砸到。

（3）如果冰雹天气伴有雷电，这时候不应躲在树下或者电线杆旁，以免被雷击中。

（4）如果被冰雹砸伤，可暂时用冰雹对受伤部位进行冷敷止血，然后迅速前往医院治疗。

102. 雷暴天气的应急措施有哪些?

雷暴（见图 7-1）又称风暴，是发生在积雨云中的放电、雷鸣现象，是一种强对流天气，常伴有狂风、暴雨、冰雹等天气现象，是一种破坏性极其严重的自然灾害，常造成国民经济和人民生命财产的重大损失。

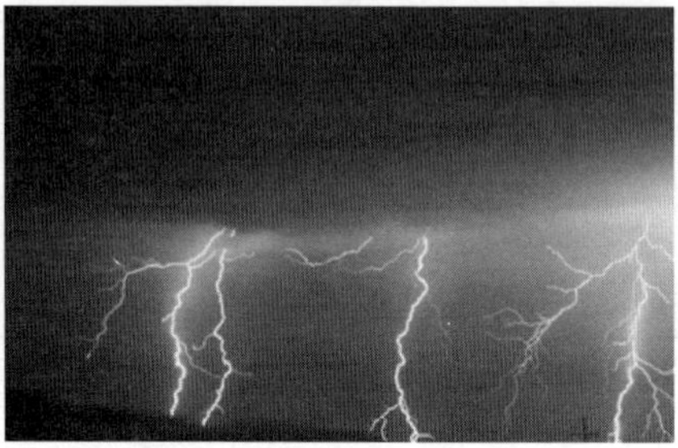

图 7-1　雷暴

遭遇雷暴天气时，有以下应急措施：

（1）在室外工作的人，应躲入建筑物内。

（2）切勿游泳或进行其他水上运动。

（3）避免使用电话或其他带有插头的电器，包括电脑等。

（4）切勿接触天线、水龙头、水管、铁丝网或其他类似金属装置，避免用花洒淋浴。

（5）切勿处理以开口容器盛载的易燃物品。

（6）切勿站立在山顶上或接近导电性高的物体。树木或桅杆容易被闪电击中，应尽量远离。闪电击中物体后，电流会经地面传导，因此不要躺在地上，潮湿地面尤其危险，应该蹲着并尽量减少与地面的接触面积。

（7）户外活动人员不断留意气象台发出的最新天气消息，切勿在河流、溪涧或低洼地区逗留。

（8）如驾车经过高速公路或天桥时，应提防强劲阵风吹袭。

（9）海上的小艇应小心提防狂风或水龙卷袭击。

（10）如遇龙卷风，应立即躲入坚固的建筑物内。要远离窗户，蹲在地上并用手或厚垫保护头部。如在室外，应远离树木、汽车或其他可被龙卷风吹起的物件。

（11）受到雷击的人可能被烧伤或严重休克，但身上并不带电，可以安全地加以处理和抢救：

1）进行口对口人工呼吸，同时拨打“120”急救电话。

2）进行胸外心脏按压等方法进行急救。要坚持抢救，直到医护人员到场。

103. 龙卷风的应急措施有哪些？

龙卷风是从强对流积雨云中伸向地面的小范围快速旋转的漏斗状云柱，它的上端与积雨云相接，下端有的悬在半空，有的直接延伸到地面或水面，一边旋转，一边向前移动。龙卷风出现时，往往有一个甚至几个漏斗状云柱从云底向下伸展，同时伴有狂风、暴雨、雷电或冰雹。龙卷风经过水面，能把水吸到空中形成水柱，俗称“龙吸水”。

（1）龙卷风的特点

龙卷风多发于春、夏、秋三季的下午到傍晚时分，其特点是：

1）移动路径多呈直线，袭击范围较小，直径一般在十几米到几百米。

2）移动速度较快，一般为 40～50 千米/小时，最快可达 100 千米/小时。移动距离一般为几千米，少数也可达数十千米。

3）持续时间较短，往往只有几分钟到几十分钟，最长不超过 1 小时。

4）出现的随机性大，因此很难预报。

5）有强弱之分，弱的仅能卷起衣服和草堆，强的则能拔树掀房，摧毁车辆、桥梁，也能把人、畜吸走。

（2）龙卷风的应急措施

遇到龙卷风很危险，一定要积极想办法躲避，切莫惊慌失措，应采取正确的应急措施：

1）野外躲避。在野外遇到龙卷风时，应在与龙卷风行进路径相反或垂直的低洼区躲避，因为龙卷风一般不会忽然转向。若来不及撤离的，应迅速找一处低洼地趴下，正确的姿势是：脸朝下，闭上嘴巴和眼睛，用双手、双臂保护住头部，一定要远离大树、电线杆、简易房等，以免被砸、被压或触电，在电线杆或房屋已倒塌的紧急情况下，要尽可能切断电源，以防触电或引起火灾。

2）室内躲避。躲避龙卷风最安全的地方是混凝土建筑的地下室或半地下室，简易住房很不安全。当龙卷风向住房袭来时，要打开一些门窗，躲到小开间、密室或混凝土的地下蔽所，同时，用厚实的床垫或毯子罩在身上，以防被掉落的东西砸伤，千万不要待在楼顶上，要在东北方向的房间躲避，并采取面向墙壁抱头蹲下姿势，因为西南方向的内墙易内塌。如没有地下室，应跑出住宅，远离危险房屋和活动房屋，向垂直于龙卷风移动的方向撤离，藏在低洼地区或地势较低的地方，保护头部；可以跑到靠近大树的房内躲避（注重防止砸伤）。

3）乘车躲避。当乘汽车时遭遇龙卷风，应立即停车并下车躲避，以防连同汽车一起被卷走。

104. 凌汛的应急措施有哪些？

凌汛是指冰凌对水流产生阻力而引起江河水位明显上涨的水文现象。凌汛主要发生在我国黄河下游、河套地区及松花江依兰河段。

（1）凌汛的危害

1）冰塞形成的洪水危害。通常发生在封冻期，且多发生在急坡变缓河道和水库的回水末端，持续时间较长，对工程设施及人类有较大的危害。

2）冰坝引起的洪水危害。通常发生在解冻期，常发生在流向由南向北的纬度差较大的河段。冰坝形成速度快，形成后，冰坝上游水位骤涨，堤防溃决，洪水泛滥成灾。

3）冰压力引起的危害。冰压力是冰直接作用于建筑物上的力，包括由于流冰的冲击而产生的动压力，以及由于大面积冰层受风和水剪力的作用而传递到建筑物上的静压力及整个冰盖层膨胀产生的静压力。

（2）凌汛的应急措施

对于不同种类的冰凌，有不同的防凌措施。

1）冰凌冻结江河、湖泊、港口，影响航运交通时，可采用破冰船破冰，或在港岸和船闸附近采用空气筛等防冻措施。

2）冰凌冻结水力发电厂的引水渠，或阻塞拦污栅，影响发电出力时，可设法抬高渠道中水位，促使形成冰盖，防止水内冰的产生。

3）冰凌冻结各种泄水建筑物的闸门，影响闸门的启闭时，一般采用加热或其他解冻措施。

4）冰凌撞击建筑物，如桥墩、闸墩、整治河道的丁坝等时，多采用局部加固或破碎大块流冰等措施。

5）冰盖膨胀时，会产生很大的膨胀力，增加建筑物的荷载，因此在设计建筑物时应将这部分的荷载考虑进去，也可机械或人工破冰，使建筑物临水面形成不冻水槽冻，或安放圆浮筒以减少冰压力的传递。

105. 发生地震时如何急救？

地震发生时间短、地区广、破坏性大，可造成各种严重的综合性伤害。

我国处于环太平洋地震带与欧亚地震带之间，地质活动频繁，是世界上地质灾害严重的国家之一。

（1）在室内的避震措施

1）从地震开始到房屋倒塌，一般有 10~15 秒的时间，住在平房或楼房低楼层（1~2 层）的人员，可利用这段时间迅速转移至空旷地带。

2）如果住在高层建筑或住在平房但因行动不便不能撤离时，可立即躲避到结实的家具或坚固机器设备旁，或墙根、墙角处，头部尽量靠近墙面，一旦发生房屋倒塌，可形成相对安全的三角空间。

3）迅速躲进卫生间、储藏室、厨房等面积小、金属管道多的房间。

4）尽量利用身边物品，如被褥、枕头、皮包等保护头部。

5）迅速关掉火源和电源。

6）不可采取的行动：

①躲在阳台、窗边等不安全的地点或躲在不结实的桌子和床下。

②在电梯或楼道内躲避。

③跟随人群向楼下拥挤逃生或不知所措、四处乱跑。

④站在吊灯下面，或躲在玻璃窗、广告灯箱、高大货架等危险物旁。

⑤盲目跳楼。

⑥逃出后又返回房屋中取财物。

（2）在室外的避震措施

1）注意保护头部，迅速跑到空旷场地蹲下。尽量避开高大建筑、立交桥，远离高压线、化学物品及可燃气体等危险物。

2）野外遇地震，应避开山脚、陡崖，以防滚石和滑坡；如遇山崩，要向远离滚石前进方向的两侧跑。

3）海（湖）边遇地震，或海（湖）水快速进退时，应迅速远离海（湖）岸，警惕地震引发的海（湖）啸。

4）驾车遇地震，司机应迅速躲开立交桥、陡崖、电线杆等，并尽快选择空旷处停车。乘客不要盲目跳车，应在震后有序撤离。

（3）地震发生时的现场急救

1）自救与互救。震后的自救与互救是灾区群众性的救助行动，它能够为抢救伤员节约宝贵的时间。在大体查明人员被埋情况后，应立即组织骨干力量，建立抢救小组，同时现场干部、群众、部队等自发组织起来，就近分区域展开救援，根据“先挖后救、挖救结合”的原则，开展对震区现场人员的搜寻、脱险、救护医疗一体化的大救援行动。救援行动应按抢挖、急救、运送进行合理分工，提高抢救工作效率。

地震发生时，并不是抢救他人的时刻，每一个人都应该当机立断先保护自己，等地震结束再抢救别人。震后进行互救的原则是：先救近，后救远；先救易，后救难；先救青壮年和医务人员，以增加救援帮手。

被压埋时，还要谨防烟尘呛、闷、窒息的危险，可用毛巾、衣袖等捂住口鼻，尽快想办法摆脱困境；同时要设法避开身体上方不结实的倒塌物，并设法用砖石、木棍等支撑坍塌物，加固生存空间。当只能留在原地等待救援时，寻找一切可以充饥的食品，并利用一切办法与外面救援人员进行联系，如用敲击废墟的方法向救援人员示意自己的位置。

地震发生后，救援人员应积极参与救助工作，可将耳朵贴墙，听听是否有幸存者声音。使用工具挖掘时要注意被埋压者的安全，接近被埋压者时最好用手挖。先把被埋压者的头面露出，并清除口、鼻腔内异物，保持呼吸通畅。对埋在瓦砾中的伤员，先建立通风孔道，以防缺氧窒息，挖出后应立即清除口、鼻腔异物，对伤员进行基本诊察，检查意识、呼吸、循环体征情况等。从缝隙中缓慢将伤员救出时，应保持伤员脊柱水平轴线的稳定。

2）对垂危伤员进行急救：

①先救命，后治伤。特别要注意清除口、鼻中的异物，保持呼吸畅通。

②对开放性伤口给予包扎，骨折应予固定。

③脊柱骨折在地震中十分常见，在现场又难以确诊，因此，要重点注意，对脊柱骨折者要进行正确搬运。

④在群众性自救、互救基础上，对需要进行医疗救护的伤员，必须根据伤势进行初步分类。对严重威胁生命的重伤员，如出现了窒息、骨折、大出血、昏迷等，先行抢救。在交通运输条件许可的情况下，必须实施分级医疗救护，以减轻灾区救护压力。

⑤救出伤员后，及时检查伤情，遇颅脑外伤、神志不清、面色苍白、大出血等危重症者应优先救护外伤，出血给予包扎、止血，骨折给予固定，脊柱骨折要正确搬运。

⑥地震时强烈的精神刺激可使在场者出现精神应激反应，常见的症状是疲劳、淡漠、失眠、迟钝、易怒、焦虑不安等。在面对这类伤员时，要进行医学和心理处理，同时要注意后期跟踪治疗。

⑦恐惧心理可加重有心脏病、高血压病史伤员的伤势，严重时可引起猝死，对此类伤员要特别关注。

⑧防止火灾。地震常引起许多次生灾害，火灾是常见的次生灾害。若发生火灾，应尽快脱离火灾现场。

3）危重伤员的现场救护：

①呼吸心跳停止者，在现场立即进行心肺复苏。应优先抢救呼吸、心跳停止，大出血，头部、内脏受伤的伤员。

②止血，固定。砸伤和挤压伤是地震中常见的伤害。对于开放性创伤、外出血，应首先抬高伤肢，再进行止血、包扎、固定。对开放性骨折，不应做现场复位，以防止组织再度受伤，一般用清洁纱布覆盖创面，做简单固定后再进行运转。不同部位骨折，按不同要求进行固定，并参照不同伤势、伤情进行分类、分级，送医院做进一步处理。

③妥善处理伤口。出现挤压伤时，应设法尽快解除重压；遇到大面积创伤者，要保持创面清洁，用干净纱布包扎创面；怀疑有破伤风杆菌和产气肠杆菌感染时，应立即与医院联系，及时诊断和治疗。对有大面积创伤和严重创伤者，可口服糖盐水，防止休克发生。

④休克伤员取平卧位，对伴有胸腹外伤者，要迅速护送至医院。

106. 雪崩时如何急救？

雪崩多发生于高山上部，积雪多而厚的地区。

（1）雪崩的主要表现形式

1）松软的雪片崩落。山体背风斜坡的雪层没有山脚的雪层堆积紧实，这是因为降落在山体背风斜坡的雪片比较松软。松软雪片堆积而成的雪层看似硬实安全，但一丝细微的声响，就可能会使雪片发生崩落。

2）坚固的雪片崩落。由坚固的雪片堆积而成的雪层具有欺骗性的坚固表面，有时走在此种雪层上会发出“隆隆”的响声。坚固的雪片崩落大多由于大风和温度骤降造成，而人为活动，如爬山者和滑雪者的运动，会成为整个雪块或大量危险冰块崩落的诱因。

3）空降雪崩。在严寒干燥的环境中，持续不断的雪片落在已有的坚固的冰面上可能会引发雪片崩落。空降雪崩以粉状雪片的形式，以每秒 90 米的速度下落，具有极大的破坏力。

4）湿雪崩。湿雪崩多发生于冬末春初的降雪丰沛山区。湿雪崩一般发生于降雨以后的数天，因山体表面雪层融化成水渗入下层雪中并重新冻结，形成了“湿雪层”。而在冬末春初，下雪后温度的持续快速升高，使得新的湿雪层不易吸附于密度更小的原有的冰雪上，从而引发雪崩。湿雪崩的下滑速度比空降雪崩慢，会带起沿途的树木和岩石，产生更大的雪砾。而且它一旦停下来会立即凝固，给人民生命财产造成严重危害，抢救工作往往也十分困难。

（2）发生雪崩时的应急措施

1）雪崩发生前，如果接到预警，应立刻就近寻找避难所。如果附近没有避难所，可寻找一处较大的遮挡物，如岩石等，躲到其背向雪崩的一面，直到雪崩停止。

2）雪崩发生时，切勿向山下跑，而应向雪崩路径的两侧加速逃跑，跑至地势较高或树木岩石较多的地方，尽可能冲出雪崩区域；如果无法逃离雪崩路径，请立即寻找掩体或可以抱住的物体，如大树等，切勿大声呼叫，以免雪进入口鼻；如果身边没有任何可以依靠的物体，又无法逃离时，应迅速身体前倾，并用双手捂住口鼻，以避免因为雪的冲击掩埋导致窒息。

3）雪崩发生后，如果不幸被雪掩埋，要第一时间判断好自己的上下方位，确认后要立刻动手挖开阻隔通向外界的雪层，一定要赶在雪凝固前逃出来。如果受伤不能行动且附近没有同伴时，不要大声呼救，应保持体能并耐心等待救援。

107. 泥石流时如何急救？

泥石流的破坏性很强，会冲毁道路、堵塞河道，甚至掩埋村庄、城镇，给人民生命财产和经济建设带来极大危害。因此在泥石流多发地区选址建房时，切记一定要选择安全地带。

发生泥石流时的应急措施有：

（1）在沟谷内逗留或活动时，一旦遭遇大雨、暴雨，要迅速转移到安全的高地，不要在低洼的谷底或陡峻的山坡下躲避、停留，暴雨停止后，不要急于返回沟内住地，应等待一段时间确认无泥石流发生的危险后，再返回住地。

（2）处在泥石流多发地区时，应时刻留心周围环境，特别警惕远处传来的类似火车轰鸣或闷雷的声音，这很可能是发生泥石流的先兆。

（3）发现泥石流后，应立即向与泥石流成垂直的方向迅速撤离，绝对不能沿着泥石流的流向撤离。

（4）不要停留在土层较厚陡坡的低洼处或大石头后面，不要躲在有滚石和大量堆积物陡峭山坡的下方；不要攀爬到树上躲避，泥石流可能会将树木连根拔起。

108. 山体滑坡时如何急救？

滑坡的形成有自然因素和人为因素两方面。自然因素就防汛而言包括地貌形态、地质结构、降水、地下水等；人为因素包括边坡开挖过陡、爆破影响、堆土不当等。滑坡的发生需有临空面和各种因素的综合作用下形成的滑动面与切割面，且滑动力大于抗滑力时才能下滑。滑动面与切割面经常不是同时形成，而是在一个点或一个局部范围先切割破坏，然后逐渐发展成贯通的切割破坏面。

遇到山体滑坡时的应急措施有：

（1）当遭遇山体滑坡时，首先要沉着冷静，不要慌乱。慌乱不仅浪费时间，而且极可能做出错误的决定。

（2）迅速环顾四周，向较为安全的地段撤离。一般除高速滑坡外，只要行动迅速，都有可能撤离出危险区段。撤离时，以垂直于滚石前进的方向为最佳撤离方向。不要沿着滑坡滚动方向撤离，更不要不知所措，随滑坡滚动。

（3）千万不要将避灾场地选择在滑坡的上坡或下坡，也不要未经全面考察，从一个危险区撤离到另一个危险区。同时现场人员要听从统一安排，不要自择路线。

（4）当遇到无法撤离的高速滑坡时，不要慌乱，应迅速抱住身边的树木等固定物体，也可躲避在结实的障碍物下，或蹲在地坎、地沟里。应注意保护好头部，可利用身边的衣物裹住头部。

（5）在确保安全的情况下，离原居住处越近越好，所处位置的交通、水、电条件越方便越好。

（6）对于尚未发生滑动的滑坡危险区，一旦发现可疑的滑坡活动时，应立即报告邻近的村、乡、县等有关政府或单位。

（7）发生滑坡时，若有人员伤亡，应立即拨打“120”。凡遇到重大灾害事件、意外伤害事故，或人员严重创伤、急性中毒、突发急症时，在对伤员实施必要的现场救护的同时，应立即派人呼救

"120"，寻求急救中心的援助。

109. 海啸时如何急救?

海啸是一种具有强大破坏力的海水剧烈运动。海底地震、火山爆发、海底滑坡或气象变化都可能会引起海啸。

海啸在外海时，因为水深，波浪起伏较小，一般不被注意。当它到达岸边浅水区时，巨大的能量使波浪骤然增高，形成一堵堵十多米甚至更高的水墙，摧毁堤岸，淹没陆地，破坏力极大，给沿海地区人民的生产生活带来了极大的威胁。

海啸传播到海岸时，一般有两种表现形式：第一种是滨海、岛屿或海湾的海水出现反常退潮或河流没水现象，然后海水又突然席卷而来，冲向陆地；第二种是海水陡涨，突然形成几十米高的水墙，伴随隆隆巨响向滨海陆地涌来，然后海水又骤然退去。

在发生海啸前、发生海啸时，应根据不同的现象做出正确的判断，并采取相应的应急避险措施。

（1）海啸前的急救措施

1）地震海啸发生的最早信号是地面强烈震动。地震波与海啸的到达有一个时间差，这段时间差给人们的撤离留出了时间。地震是海啸的"排头兵"，如果感觉到较强的震动，就不要靠近海边、江河的入海口。如果听到有关附近地震的报道，要做好防海啸的准备，因为海啸有时会在地震发生几小时后到达离震源上千公里远的地方。

2）如果发现潮汐突然反常涨落，海平面显著下降或者有巨浪袭来，并且海面有大量的水泡冒出，这都是海啸发生的先兆，此时应以最快速度撤离岸边。

3）海啸前海水异常退去时往往会有鱼虾等许多海洋动物留在浅

滩，场面蔚为壮观。此时千万不要前去捡鱼或看热闹，应当迅速离开海岸，向内陆高处转移。

4）海啸发生前会产生次生波，而次生波会与氢气球产生共振，发出“隆隆”的声音，因此氢气球可用来预测海啸。

（2）发生海啸时的急救措施

1）发生海啸时，航行在海上的船只不可以回港或靠岸，应该马上驶向深海区，深海区相对于海岸更为安全。

2）因为海啸在海港中造成的水面落差和湍流非常危险，因此应在海啸到来前将海港中的船只驾驶至开阔海面。如果停泊在海港的船只没有时间驶离海港，船上所有人都应迅速撤离船只。

3）海啸登陆时海水往往会明显升高或降低，如果看到海面后退速度异常快，应立刻撤离到内陆地势较高的地方。

第八部分 其他现场急救

110. 火灾现场如何急救?

火灾往往发生突然，时常伴有爆炸，并且可以在瞬间将人们包围在高温、烈火、烟雾和毒气之中。火灾中造成人员伤亡的主要原因有：①火势蔓延快，逃生时间短；②建筑设计不合理，疏散通道不畅；③火灾产生大量烟雾、毒气和热辐射使人窒息；④受困人员惊慌失措，逃生行为不当。

（1）火灾现场救护基本步骤

当发现火情时，现场人员应保持头脑清醒，火灾现场的处理一般要遵循“一灭、二查、三防、四包、五送”的救护原则和步骤来进行。

“一灭”，即采取各种有效方法迅速灭火，使受困人员尽快脱离热源。

“二查”，即查看人员是否受伤，尤其要注意一些易被忽略的病症，诸如内脏损伤、一氧化碳中毒等。

“三防”，就是防休克、防窒息。伤员即使口渴，也不可过多饮水，以免发生胃扩张或脑水肿；呼吸道烧伤者，应注意口鼻的卫生，及时清理呼吸道分泌物，保持呼吸道畅通。

“四包”，就是用干净的衣物将烧伤处包裹起来，防止二次感染。在现场，对创面不能处理的，尽量不要弄破水疱，保护表皮。烧毁的衣服去除后，立即用清洁的衣服或被单等覆盖、包裹创面。

“五送”，就是迅速将伤员送离现场。要在最短时间内将重伤员送到有条件的医院，搬运动作要轻柔，行进要平稳。

要特别注意的是，在抢救火灾伤员时，人们往往都着眼于烧伤，其实还应重视气体中毒，因为火灾发生时，必然会产生一些有毒气体，从而使人中毒。

（2）火场自救办法

发生火灾且火势不能控制时，应立即撤离火场，转移至安全地带。

1）迅速判明所在房间的哪个方位起火，再决定逃生路线，以免误入火口。

2）如果门窗、通道、楼梯虽已着火，但火势不猛，还有可能冲出去，可向头上和身上淋水，或用浇湿的外衣、被单、毛毯、棉被将身体裹好，冲出险区。

3）如有浓烟，最好用拧干的湿口罩或毛巾捂住口鼻，尽量降低体位穿过浓烟，寻找安全出口，以防中毒、窒息。

4）如果房门已被烈火封住，不要轻易开门，以免引火入室。如火源在室内，离开时应关上门，将火焰、浓烟控制在一定空间内。

5）如果窗外有雨水管或避雷针管线，可在确保安全的条件下利用管线攀爬而下。

6）在确保安全的条件下，可将结实绳索的一端拴在窗框或床架等重物上，另一端抛至窗外，攀绳而下。

7）逃生时不要乘坐电梯，供电系统在火灾中可能受损，人员易被困在电梯里；无论何种情况，不要盲目跳楼，否则会有生命危险。

111. 人身上着火时怎么办?

（1）当身上穿有多件衣服时，火是不会立刻烧到皮肤的，所以身上起火时不要惊慌。应将着火的外衣迅速脱下；如果穿的是有纽扣的衣服，可用双手抓住左右衣襟猛力撕扯将衣服脱下，不能像平时那样逐个解开纽扣，因为这样会浪费时间；如果穿的是拉链衫，则要迅速拉开拉锁将衣服脱下。

（2）身上如果穿的是单衣，应迅速趴在地上；背后衣服着火时，应躺在地上；衣服前后都着火时，则应在地上来回滚动，利用身体隔绝空气，覆盖火焰，窒息灭火。但在地上滚动的速度不能太快，否则火不易被压灭。

（3）若条件允许，可使用被褥、毯子或麻袋等物覆盖或包裹身体，然后迅速趴在地上滚动，火焰便会立刻熄灭；如果旁边正好有水，也可用水浇。

（4）在野外，如果附近有河流、池塘，可迅速跳入浅水中；但若人体已被烧伤，则不宜跳入水中，更不能用灭火器直接朝人体喷射，因为这样做很容易使烧伤的创面感染。

112. 火灾中烧伤时如何急救?

火灾中一旦发生烧伤，特别是较大面积的烧伤，死亡率与致残率较高，因此正确的现场急救极为重要。

（1）热力烧伤的现场急救

热力烧伤一般包括热水、热液蒸气、火焰、热固体以及辐射所造成的烧伤。这类烧伤经常发生于日常生活中，因而民间的急救措施也多种多样，最常见的是在创面上涂抹牙膏、酱油、香油等，但这些物品都不利于热量散发，同时还可能加重创面污染。

有效的措施是立即去除致伤因素并给予降温。如热液烫伤，应立即脱去被热液浸渍的衣物，使热力不再继续作用并尽快进行冷疗，使伤部冷却，以减轻疼痛和损伤程度。冷疗需在伤后半小时内进行，否则无效。具体方法是烧伤后将创面立即浸入 15～25 ℃的自来水或冷水中，也可用纱布垫或毛巾浸冷水后敷于局部 0.5～1 小时或更长，直到停止冷疗后创面不再感觉疼痛。冷水冲洗的范围与时间应结合季节、室温、烧伤面积、伤员体质而定，若气温低、烧伤面积大，年老体弱者则不能耐受较大范围的冷水冲洗。冲洗后的创面不要随意涂抹药物，即使基层医疗单位和家庭常用的一些外用药如龙胆紫、红汞等也不可随意涂抹，以免影响清创和对烧伤深度的诊断，创面可用无菌敷料覆盖，没有无菌敷料的也可用清洁布单或衣服覆盖，尽量避免创面与外界直接接触，并尽快送往医院诊治。

（2）吸入性损伤的现场急救

吸入性损伤是指热空气、蒸汽、烟雾、化学物质、粉尘颗粒等致伤因素被人体吸入所造成的呼吸道和肺实质的损伤，以及吸入毒性气体和物质引起的全身性化学中毒。

吸入性损伤主要可分为以下三种形式：一是热损伤，吸入的干热或湿热空气直接造成呼吸道黏膜、肺的实质性损伤。二是窒息，因缺氧或吸入窒息剂引起窒息，是火灾中常见的死亡原因。在燃烧过程中，尤其是密闭环境中，大量的氧气被急剧消耗，燃烧产生的高浓度二氧化碳可使伤员窒息；另外，含碳物质不完全燃烧可产生一氧化碳，含氮物质不完全燃烧可产生氰化氢，两者均为强力窒息剂，吸入人体后可引起氧代谢障碍导致窒息。三是化学损伤，火灾烟雾中含有大量的粉尘颗粒和各种化学性物质，这些有害物质可通过局部刺激或被吸收引起呼吸道黏膜的直接损伤和广泛的全身中毒反应。

有效的措施是迅速使伤员脱离火灾现场，将其置于通风良好的地方，清除口鼻分泌物和炭粒，保持呼吸道通畅，有条件者给予导管吸氧，并及时送往医疗中心进一步处理，途中要严密观察，防止伤员因窒息而死亡。

（3）电烧伤的现场急救

电烧伤时首先要用木棒等绝缘物或橡胶手套切断电源，再立即进行急救维持伤员的呼吸和循环，对出现呼吸和心跳停止者，应立即进行口对口人工呼吸和胸外心脏按压直至伤员意识恢复或医护人员到达。

（4）烧伤复合伤的现场急救

火灾除造成烧伤外往往还伴有其他损伤，如煤气、油料爆炸可伴有爆震伤；车祸时可伴有挤压伤、颅脑损伤、骨折、内脏损伤或大出血等。在急救中，对危及伤员生命的复合伤应迅速给予处理，如活动性出血应给予压迫或包扎止血；有开放性损伤者给予无菌包扎或保护；颅脑、脊柱损伤者，应小心搬动；合并骨折者给予简单固定。

（5）现场急救后转送医院前的注意事项

经过现场急救后，为使伤员能够得到及时、系统的治疗，应将伤员尽快转送至医院，送医院的原则是尽早、尽快、就近。但是由于一些基层医院没有烧伤外科专业人员，因此，烧伤伤员经常遇到再次转院的问题。对轻中度烧伤的伤员一般可以及时转送，但对重度烧伤的伤员，因其伤后早期易发生休克，故对此类伤员首先应及时建立静脉补液通道，给予有效的液体复苏，能有效预防休克的发生或及时纠正休克，减轻创面损伤程度，降低烧伤并发症的发生率，该工作若由火场消防医护人员或就近医疗单位负责，则能节约宝贵的抢救时间。一般来讲成年人烧伤面积大于 15%，儿童大于 10%，其中Ⅱ度以上烧伤面积占 1/2 以上者即有发生低血容量性休克的可能性，多需要进行静脉补液治疗。

113. 触电现场如何急救?

电击伤俗称触电，是由于电流或电能（静电）通过人体，造成机体损伤或功能障碍，甚至死亡。触电大多数是由于人体直接接触电源所致，也有被数千伏以上的高压电电击所致。

（1）触电后的症状

轻者症状表现为心慌，头晕，面苍白，恶心，神志清楚，呼吸、心跳规律，四肢无力，如脱离电源，安静休息，注意观察，则不需特殊处理。重者症状表现为呼吸急促、心跳加快、血压下降、昏迷、心室颤动、呼吸中枢麻痹以致呼吸停止。

触电局部可有深度烧伤，呈焦黄色，与周围正常组织分界清楚，有两处以上的创口，一个入口、一个或几个出口，重者创面深及皮下组织、肌腱、肌肉、神经，甚至深达骨骼，呈炭化状态。

（2）触电的急救方法

1）尽快切断电源。救援人员应立即拉下总闸或关闭电源开关，拔掉插头，再用绝缘物（干燥竹竿、扁担、木棍、塑料制品、橡胶制品、皮制品）挑开接触触电者的电源，使触电者迅速脱离电源。

2）如触电者仍在漏电的机器上时，尽快用干燥的绝缘棉衣、棉被等将触电者推拉开。在高空高压线触电抢救中，注意不要再造成触电者摔伤。

3）未切断电源之前，救援人员切忌用自己的手直接去接触触电者，这样自己也会立即触电受伤，因为人体是良导体，极易导电。救援人员最好穿胶鞋，踏在木板上再进行抢救。

4）确认触电者心跳停止时，进行人工呼吸和胸外心脏按压无效后，才可使用强心剂。触电者心跳、呼吸停止还可心内或静脉注射肾上腺素、异丙肾上腺素；血压低时，可注射间羟胺（阿拉明）、多巴胺；呼吸不规则可注射尼可刹米（可拉明）、盐酸洛贝林。

5）触电灼伤应合理包扎。

（3）触电抢救的注意事项

1）救援人员应首先确认触电者已与电源隔离，且救援人员本身所涉环境安全距离内无危险电源后，方能接触触电者进行抢救。

2）在抢救过程中，不要为图方便而随意搬运触电者，如确需搬运，应使触电者平躺在担架上并在其背部垫以平整硬实的木板，不可在触电者身体蜷曲时进行搬运。搬运过程中应继续抢救。

3）任何药物都不能代替人工呼吸和胸外心脏按压，触电者使用的药品或注射针剂，应由有经验的医生诊断确定，慎重使用。

4）在进行心肺复苏抢救时，要每隔数分钟判定一次触电者是否恢复呼吸，每次判定时间均不得超过一秒。进行心肺复苏时要有耐心，不能轻易放弃。

5）如需送往医院抢救，在途中也不能中断抢救。

6）在医务人员未接替抢救前，现场救援人员不得放弃现场抢救，只有医生有权做出伤员死亡的诊断。

114. 淹溺现场如何急救？

（1）溺水的急救方法

1）当发现溺水者时，应尽快将溺水者打捞到陆地或船只上，并立即清除其口鼻内的污泥、杂草、呕吐物等，保持呼吸道通畅。

2）当溺水者无颈椎损伤时，可以采用仰头举颌法开放气道。具体做法为：救援人员跪于溺水者一侧，将一只手放在溺水者前额，用手掌小鱼际（小手指侧掌缘）用力向下压溺水者额头使溺水者头部后仰，另一只手的食指和中指并拢放在溺水者下颌处，使溺水者下颌骨向上抬起。切勿按压溺水者颈部或下颏下面的柔软部分，否则易造成气道堵塞。

3）如溺水者呼吸、心跳已停止，应立即进行心肺复苏术。口对口人工呼吸时吹气量要偏大，吹气频率为 14~16 次/分钟。要长时间坚持抢救，切不可轻易放弃。有必要时可做气管内插管，吸出水分，并做正压人工呼吸。

4）若溺水者陷入昏迷，可针刺人中、涌泉、内关、关元等穴，强刺激留针 5~10 分钟。

5）溺水者呼吸、心跳恢复后，救援人员不要立刻停止人工呼吸，而应继续进行人工呼吸。给予溺水者呼吸辅助，人工呼吸节律可与溺水者呼吸一致，待溺水者自主呼吸完全恢复后才可停止人工呼吸。同时，救援人员应使用干毛巾向溺水者心脏方向按摩其四肢及躯干皮肤，以促进血液循环。淹溺救治的重点是尽快改善溺水者低氧血症，恢复有效血液循环及纠正酸中毒。

6）溺水者有外伤时应对症处理，及时进行包扎、止血、固定等。

7）溺水者苏醒后仍需继续治疗，警惕出现急性肺水肿、急性肾功能衰竭及脑水肿等并发症。

8）根据溺水者的身体状况酌情补液，维持电解质及酸碱平衡，必要时有条件者可进行血液动力学监护。

9）可留置胃管排出胃内容物，以防呕吐物误吸；应用抗菌药物，以防治吸入性肺炎及其他继发性感染。

（2）溺水抢救注意事项

1）“控水”是错误的急救方法，溺水的黄金救助时间为5分钟，“控水”只会耽误宝贵的救援时间。

2）要防止溺水者出现急性肾功能衰竭和继发性感染。

3）注意溺水者是否合并肺气压伤和减压病。

4）不要轻易放弃抢救，特别低体温者（<32 ℃）应抢救更长时间。

115. 中暑时如何急救？

中暑是指在高温和热辐射的长时间作用下，机体体温调节障碍，水、电解质代谢紊乱及神经系统功能损害的症状的总称。常为烈日暴晒或在高温环境下重体力劳动所致。

（1）中暑原因

正常人的体温恒定在37 ℃左右，通过下丘脑体温调节中枢的作用，使人体内产热与散热取得平衡，当周围环境温度超过皮肤温度时，散热主要靠流汗，以及体内水分变为水蒸气从皮肤和肺泡表面蒸发。人体的散热还可通过循环血流，将深部组织的热量带至上下组织，再通过扩张的皮肤血管散热，因此经过皮肤血管的血流越多，散热就越多。如果体内产热大于散热或散热受阻，体内有过量热蓄积，即发生高热中暑。

（2）中暑的急救措施

1）先兆中暑。先兆中暑为中暑中最轻的一种，表现为在高温条件下劳动或停留一定时间后，出现头昏、头痛、大量出汗、口渴、乏力、注意力不集中等症状，此时的体温正常或稍高。这类患者经积极处理后，病情很快会好转，一般不造成严重后果。处理方法也比较简单，通常是将患者立即带离高热环境至阴凉、通风条件良好的地方，解开衣服，口服清凉饮料及 0.3%的冰盐水或十滴水、人丹等防暑药，经短时间休息和处理后，症状即可消失。

2）轻度中暑。轻度中暑往往因先兆中暑未得到及时救治发展而来，除有先兆中暑的症状外，还可同时出现体温升高（通常高于 38 ℃）、面色潮红、皮肤灼热；比较严重者可出现呼吸急促、皮肤湿冷、恶心、呕吐、脉搏细弱而快、血压下降等呼吸、循环早衰症状。处理时除按先兆中暑的方法外，应大量饮水或静脉滴注 5%糖盐水，也可用针刺人中、合谷、涌泉、曲池等穴位。如体温较高，可采用物理方法降温；对于出现呼吸、循环衰竭倾向的中暑患者，应送往医院救治。

3）重症中暑。重症中暑是中暑中最严重的一种，多见于年老体弱者，往往会突然谵妄或昏迷起病，停止流汗可为其前驱症状。重症中暑患者会出现昏迷，体温常在 40 ℃以上，皮肤干燥、灼热，呼吸快、脉搏大于 140 次/分钟等症状。这类患者的治疗效果很大程度上取决于抢救是否及时。因此，一旦发生中暑，应尽快将患者体温降至正常或接近正常。降温的方法有物理方法和药理方法两种。物理方法简便安全，通常是在患者颈项、头顶、头枕部、腋下及腹股沟加置冰袋，或用冷水加少许酒精擦拭，一般持续半小时左右，同时可用电风扇向患者吹风以增加降温效果。药物降温效果比物理降温好，常用药为氯丙嗪，但应在医护人员的指导下使用。由于重症中暑患者病情发展很快，且可出现休克、呼吸衰竭等症状，时间长可危及患者生命，所以应争分夺秒地抢救，最好将其尽快送至条件好的医院救治。

116. 冷冻伤时如何急救?

冷冻伤主要指由于低温寒冷侵袭所引起的损伤，分为非冻结性冷冻伤和冻结性冷冻伤。

（1）非冻结性冷冻伤

1）产生原因。非冻结性冷冻伤由 10 ℃以下至冰点以上的低温，加以潮湿条件所造成，如冻疮、战壕足、浸渍足。暴露在冰点以上低温的机体局部皮肤、血管发生收缩，血流缓慢，影响细胞代谢。当局部皮肤达到常温后，血管扩张、充血、有渗液。

2）主要症状。先有足、手和耳部红肿，伴痒感，较重者可有水疱，水疱去表皮后创面有渗液，合并感染后形成糜烂或溃疡。

3）急救方法。局部表皮存在者可涂冻疮膏，每日温敷 2~3 次，有糜烂或溃疡者可使用抗生药。

（2）冻结性冷冻伤

1）产生原因。冻结性冷冻伤大多发生于意外事故或战争时期，人体接触冰点以下的低温所致，如野外遇暴风雪掉入冰雪中，或不慎被制冷剂（液氮、干冰）冻伤。

2）主要症状。局部冻伤分为四度，如图 8-1 所示。

Ⅰ度冻伤：伤及表皮层，局部红肿、发热，有痒、刺痛感。数天后干痂脱落而愈，不留疤痕。

Ⅱ度冻伤：损伤达真皮层，局部红肿明显，有水疱形成，有疼痛感，若无感染，局部结痂愈合，很少有疤痕。

Ⅲ度冻伤：伤及皮肤全层并深达皮下组织。创面由苍白变为黑褐色，创面周围红肿、疼痛，有血性水疱。若无感染，坏死组织干燥成痂，愈合后留有疤痕，恢复慢。

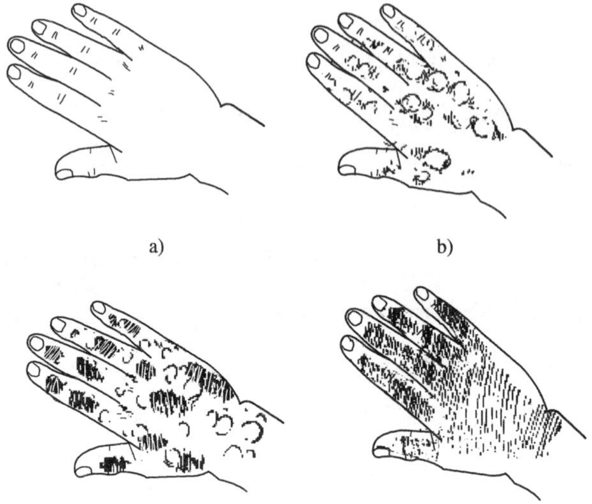

a)　b)　c)　d)

图 8-1　冻伤程度分级

a）Ⅰ度冻伤　b）Ⅱ度冻伤　c）Ⅲ度冻伤　d）Ⅳ度冻伤

Ⅳ度冻伤：伤及肌肉、骨骼等组织，局部症状似Ⅱ度冻伤，治愈后留有功能障碍或致残。

（3）冷冻伤急救方法

急救复温是救治基本手段。首先使伤员脱离低温环境和冰冻物体，若衣服、鞋袜等同肢体冻结勿用火烘烤，应用温水（40 ℃左右）融化后脱下或剪掉。然后用 38～40 ℃温水浸泡伤肢或浸浴全身，水温要稳定，使局部在 20 分钟、全身在半小时内复温，以肢体红润、皮温达 36 ℃左右为宜。对呼吸、心跳骤停者，应施行胸外心脏按压和口对口人工呼吸进行急救。

117. 高空坠落如何急救?

高空坠落伤是指人们在日常工作或生活中，从高处坠落，受到高速坠地的冲击力，使人体组织和器官遭到一定程度破坏而引起的损伤，多发生于建筑施工和电梯安装等高空作业。

（1）高空坠落伤的表现

从高空坠落的伤者通常有多个系统或多个器官的损伤，严重者当场死亡。高空坠落伤除有直接或间接器官受伤表现外，尚有昏迷、呼吸窘迫、面色苍白和表情淡漠等症状，可导致胸、腹腔内脏发生广泛的损伤。高空坠落时如果足或臂部先着地，与地面接触产生的冲击力会沿脊柱传导到颅脑而致伤；如果由高处仰面跌下时，背或腰部受冲击，可引起腰椎前纵韧带撕裂，椎体裂开或椎弓根骨折，易引起脊髓损伤；脑干损伤时常有较重的意识障碍、光反射消失等症状，也可有严重并发症的出现。

（2）高空坠落的急救方法

去除伤者身上的用具和口袋中的硬物。在搬运和转送过程中，伤者颈部和躯干不能前屈或扭转，脊柱应伸直，绝对禁止一个抬肩、一个抬腿的搬法，以免发生或加重截瘫。局部创伤应妥善包扎，但对疑有颅底骨折和脑脊液外漏的伤者切忌做填塞，以免导致颅内感染。对颌面部受伤的伤者，首先应保持其呼吸道畅通，卸除义齿，清除移位的组织碎片、血凝块、口腔分泌物等，同时松解伤者的颈、胸部纽扣。若伤者舌已后坠或口腔内异物无法清除时，可用 12 号粗针穿刺环甲膜，维持呼吸，尽可能早做气管切开。复合伤要求仰卧位，解开衣领扣，保持呼吸道畅通。

118. 发生坍塌事故时如何急救?

坍塌事故是建筑行业的五大常见伤亡事故之一。随着高层和超高层建筑的大量增加，基础工程施工工艺越来越复杂，土方开挖过程中发生坍塌事故的次数也在增加。同时，由于建筑物的质量缺陷和地震等自然灾害，也增加了建筑物坍塌事故的发生率。

当土方或建筑物发生坍塌后，会直接造成人员被砸、被埋、被压，往往导致重大人员伤亡和国家财产巨大损失。

（1）现场的急救方法

1）当发现土方或建筑物有裂纹或发出异常声响时，应立即停止作业，并通知、组织人员快速撤离到安全地点。

2）当土方或建筑物发生坍塌，出现人员被埋、被压的情况时，应立即拨打报警电话和急救电话。在确认不会再次发生坍塌的前提下，立即抢救受伤人员。

3）当少部分土方坍塌时，救护人员要用铁锹进行撮土挖掘，并注意不要伤及被埋人员；当建筑物整体倒塌造成特大事故时，救护人员应在统一指挥下开展抢险工作，使用吊车、挖掘机参与挖掘工作，现场要有监护人员，防止机械伤及被埋人员和救护人员。

4）被抢救出来的伤员，现场救护人员应用担架将其抬到救护车上；对伤势严重的伤员要立即进行吸氧和输液，到医院后组织医务人员进行全力救治。

（2）发生坍塌事故时注意事项

1）在进行现场救护前，应对现场进行评估，如若有再次发生坍塌危险时，应先进行支护或采取其他加固措施。

2）建筑物如果在大火中燃烧了一定时间后，其结构强度将急剧下降。因此，在这种状况下，救护人员应在建筑物经过专家评估没有再塌风险并采取一定防护措施后才能进入建筑物中进行人员抢救。

3）提高救护人员的安全意识和自我保护能力。

4）备齐必要的应急救援物资，如车辆、吊车、担架、氧气袋、止血带、送风仪器等。

119. 发生踩踏事故时如何急救？

（1）引起踩踏事故发生的因素

踩踏事故通常发生于空间有限、人群相对集中的公共场所，如足球场等体育场馆、灯会、室内通道或楼梯、影院、彩票销售点、超载的车辆、航行中的轮船等。这些场所空间狭小、人群拥挤，且现场秩序混乱，一旦有人跌倒，就容易发生踩踏事故。

踩踏事故大多源于意外事件或突发事故，无论是自然因素还是人为因素，往往会造成大批的人员伤亡。踩踏事故的现场，人群层层堆叠，好似多米诺骨牌，而最初倒地的伤员，因得不到及时救护，被人群反复踩踏，伤势进一步加重，同时跌倒的人又会使更多的人绊倒受伤，造成踩踏事件特有的恶性循环。

（2）踩踏伤的特点

踩踏伤的伤势与受到踩踏的部位有关。实际上，踩踏伤造成的内伤比外伤多，很多伤员身体表面并无伤口，但是内伤很重，常有人出现昏迷、呼吸困难、窒息等严重情况。

若伤员胸部受到踩压，则吸入的气体无法从肺内排出，胸腔压力骤然升高，引起上半身毛细血管扩张破裂，造成头面部、颈部、肩部、上胸部皮肤点状出血，如同玫瑰糠疹一般，还可合并肋骨骨折、气胸、血胸、心脏或肺挫伤，导致呼吸突然停止而死亡。

若伤员头面部受到踩压，颈部皮肤会出现大片紫红斑，肩部、上胸部有针尖大小皮下出血点和皮下瘀斑；眼部会出现眼结膜出血、视力减退，甚至是失明；耳部会出现耳鼻出血、耳鸣或鼓膜穿孔引起的耳聋。

（3）踩踏伤的预防与避险

1）组织大型集会时，组织者要做好应急准备，制定紧急应对措施，必要时限制人流，杜绝踩踏事故发生。中小学校因学生集中且年龄小，一旦出现诱因就极易发生踩踏事故，所以应该利用各种形式，有针对性地进行宣传教育，杜绝类似事件的发生。

2）公共场所如果人群骚动、秩序混乱，应有人立即组织疏散，使人群有序撤离。

3）已被裹挟到拥挤的人群中时，切记与大多数人的前进方向保持一致，不要试图超过别人，更不要逆行，避免被绊倒。在人流中行走时千万不要摔倒，遇到台阶或楼梯时，尽量抓住扶手，防止跌倒，避免自己成为踩踏事故的诱发因素。

4）发生火灾、地震时，不要盲目地随人流奔跑逃生，以免被挤压踩踏致伤，而应尽量避开人群，向人流少或不同的方向疏散。

5）如果被推倒或被挤压在地，又无法站起来时，一旦人群从身上踩踏而过，是最危险的。这时应设法靠近墙壁，身体蜷成球状，双手抱住后脑勺，双肘撑地，使胸部稍稍离开地面，避免胸部因受到严重挤压而窒息，即使肘部磨破出血，也不要改变姿势。如有可能，最好抓住一件牢靠的物体。面对混乱的场面，争取做到沉着冷静良好的心理素质是顺利逃生的重要因素，如果大家都争先恐后向外逃，可能会加剧危险，甚至出现谁都逃不出去的严重后果。

6）发现前面有人跌倒，应立刻停下脚步，同时大声呼救，告知后面的人停止前进，否则后面的人群继续向前拥挤，就非常容易发生踩踏事故。同时，要及时采取保护跌倒的人的措施：由一人或几人迅速组成保护区或“人墙”，围住跌倒的人，使其立即站起来，以免踩踏致伤。

7）当带着孩子遭遇拥挤的人群时，最好抱起孩子，避免孩子在混乱中受伤。在历次的踩踏事故中，儿童妇女受伤的比率均很高。

（4）踩踏伤的现场急救原则

1）发生踩踏事故时，应立即向“120”急救中心求救并向政府部门报告，以便开展有效的现场急救。

2）应在维持好现场秩序的情况下开展急救。因为在踩踏事故的现场，人压人、人挤人，会给救援工作带来了极大的影响。出现大量人员伤亡时，应先救重伤员。

3）现场急救时，一般不应随便移动伤员，而是就地评估伤势进行现场急救。但是在踩踏事故现场，人群相互挤压在一起，不利于评估伤势和进行急救。因此，要首先解除挤压，即要把压在上面的伤员移开。这时，就要注意在移动伤员的过程中一定不要加重伤员的伤势。搬运时，对于怀疑颈椎损伤的伤员，应注意保持头颈与躯体的中立位，不要使颈部扭曲或屈曲。

4）对于踩踏伤来说，最重要的是对窒息和呼吸停止的急救。其具体做法是：将伤员从危险中解救到相对安全的地方后，立即检查有无意识和反应，可大声叫喊并拍打伤员肩膀，观察其有无呼吸或反应。如果无意识反应，说明伤势严重，这时，首先要帮助伤员开放呼吸道，使呼吸道畅通，有条件的话，可给予及时的吸氧。如果既无意识反应又无呼吸，应立即进行现场心肺复苏，直至医务人员接手为止。

5）对于存活的伤员，初步检查伤势，进行止血、包扎、固定。因胸部外伤导致呼吸困难或反常呼吸的伤员，往往有多处、多段肋骨骨折，此时，可用毛巾、三角巾等包扎胸部进行临时固定，并尽快送往医院处理。

120. 发生爆炸事故时如何急救？

爆炸伤指由于爆炸造成的人体损伤。广义上的爆炸分为化学性爆炸和物理性爆炸两类，前者主要是由炸药类化学物质引起，后者由如锅炉、氧气瓶、煤气罐、高压锅等压力容器内的超高压气体引起。另外，局部空气中有较高浓度的粉尘，在一定条件下也能发生爆炸。

爆炸是一种突发的恶性事件，爆炸造成的人员伤亡情况常惨不忍睹。

（1）常见的爆炸事故

工业生产易发生的爆炸事故：锅炉爆炸事故，烟花爆竹工厂的爆炸事故，煤矿的瓦斯爆炸事故，化工厂、燃油库等的爆炸事故。

其他爆炸事故：自然灾害引发的爆炸事故、事故灾难中发生的爆炸事故、人为制造的爆炸事故。

（2）爆炸事故的危害

爆炸瞬间产生的巨大能量借空气迅速向周围传播，形成高压冲击波，不仅会对爆炸作用范围内的人造成严重损伤，而且会使地面和建筑物等受到巨大破坏，继而造成砸伤、压埋伤。

爆炸伤的特点是程度严重、范围广泛且有方向性，兼有高温、钝器或锐器损伤的特点。且爆炸产生的冲击波还可将人体抛掷很远，落地时再造成坠落伤。离爆炸中心越近者，爆炸伤越严重，位于爆炸中心及其附近的人，会发生肢体离断和坠落伤，严重烧伤，甚至被烧焦；离爆炸中心稍远的人，主要是冲击波损伤，其特点是外轻内重，体表常仅见波浪状的挫伤和表皮剥脱，但体内会出现多发性内脏破裂、出血和骨折等，重者可见挫裂伤和撕脱伤，甚至体腔破裂。

（3）爆炸伤的表现

爆炸的性质不同，其造成的伤害形式也不一样，其中严重的多发伤占较大的比例。爆炸伤一般可以分为爆震伤、爆烧伤、爆碎伤、有毒有害气体中毒、烧伤以及心理创伤等。

1）爆震伤。爆震伤又称为冲击伤，发生在距爆炸中心 0~1 米的范围内，是爆炸伤害中最为严重的一种损伤。爆震伤的产生原理为爆炸物在爆炸的瞬间产生高速高压，形成冲击波，作用于人体形成冲击伤。爆炸产生的冲击波比正常大气压大若干倍，作用于人体会造成全身多个器官损伤，同时高速气流形成的动压，会使人被抛掷起来再重重跌落，造成坠落伤，甚至肢体离断。

常见的爆震伤：①听觉系统冲击伤：发生率为 3.1%~55%，伤后出现耳鸣、耳聋、耳痛、头痛、眩晕等症状。②肺部冲击伤：发生率为 8.2%~47%，伤后出现胸闷、胸痛、咯血、呼吸困难、窒息等症状。③腹部冲击伤：伤后出现腹痛、恶心、呕吐、肝脾破裂大出血甚至休克等症状。④颅脑冲击伤：伤后出现神志不清或嗜睡、失眠、记忆力下降、剧烈头痛、呕吐、呼吸不规则等症状。

2）爆烧伤。爆烧伤实质上是烧伤和冲击伤的复合伤，发生在距爆炸中心 1~2 米范围内，由爆炸产生的高温气体和火焰造成，严重程度取决于烧伤的程度。

3）爆碎伤。爆碎伤是指爆炸直接作用于人体或由于人体靠近爆炸中心，造成的人体组织破裂、内脏破裂、肢体破裂、血肉横飞，甚至还有一些是由于爆炸物穿透体腔，形成贯通伤，导致大出血、严重骨折。

4）有毒有害气体中毒。有毒有害气体中毒是指爆炸后的烟雾及有害气体会造成人体中毒。常见的有毒有害气体为一氧化碳、二氧化碳、氮氧化合物等。

5）烧伤。烧伤是指爆炸产生的火焰、热水、热蒸汽、热油等作用于人体皮肤、黏膜、肌肉、骨骼等造成的损伤。

6）心理创伤。心理创伤是指爆炸通常导致伤亡人数众多，现场的惨状易对伤员造成很大心理创伤。

（4）爆炸伤的现场急救原则

爆炸伤多为突发事件，通常伤亡人数众多。爆炸事故发生后，需要迅速报警，拨打紧急救助电话，同时对伤员进行现场急救，并维持现场的秩序。

当短时间出现大量伤员时，现场急救原则是：先救命、后治伤，先救重伤、后救轻伤，先救有救治希望的，有效地利用急救资源，尽快将重伤员送往医院进行手术、输血等确定性的治疗。

将伤员尽快转移到安全区。需要注意的是，如果伤员面色苍白、脉搏细弱、四肢发凉、烧伤面积达 30% 以上，并处在休克状态时，不要用冷水冲洗患处。呼吸道烧伤易发生窒息，因此当伤员的呼吸道烧伤时，要高度警惕，注意清除呼吸道的异物，保持呼吸道通畅，一旦发生窒息或呼吸停止，立即进行心肺复苏，并尽快送往医院进一步治疗。还要注意：不要给感觉口渴的伤员喝水，可用湿布或棉球湿润其口唇；烧伤创面上切忌涂抹紫药水、消毒药膏甚至酱油等，以免掩盖烧伤的程度，不利于治疗；搬运伤员动作应轻柔，行进要平稳，并随时观察伤员情况，对途中发生呼吸、心跳停止者，应就地抢救。

爆炸伤伤口的处理原则：尽量保存皮损、肢体，包括离断的肢体，为后期修复、愈合打下基础，最大限度地避免伤残和减轻伤残。颅脑外伤有耳、鼻流血者不要堵塞伤口，胸部有伤口随呼吸出现血性泡沫时，应尽快封住伤口。腹部内脏流出时不要将其送回去，而要用湿的消毒无菌敷料覆盖后用碗等容器罩住保护，免受挤压，并尽快送到医院处理。

爆炸现场尤其要注意防护有毒有害气体，救护人员应穿戴护目镜、头盔、口罩、手套、靴子、防护服等，做好眼睛、呼吸道和皮肤等的防护，有条件的救护人员应穿戴专业的防护装备，如带供氧装置的防护服。脱离现场后应立即脱去受污染的装备，并及时进行清洗，包括冲洗眼睛、全身淋浴。对已发生气体中毒的伤员，应快速将其转移到安全的地点进行急救，如果伤员呼吸停止，立即进行心肺复苏。对于意识不清的伤员，要注意保持呼吸道的通畅，可以采用仰头举颌法开放呼吸道，但如果是坠落伤或头背部受伤，则要注意保护颈椎，谨慎使用这个方法。

（5）常见爆炸事故现场的急救要点

在工业生产和人们的日常生活中，比较常见的爆炸事故主要有煤矿开采的瓦斯爆炸，烟花生产和燃放中导致的爆炸，生产生活中的燃气爆炸。

1）瓦斯爆炸事故。瓦斯爆炸是指在煤矿开采过程中，瓦斯和空气混合，达到一定浓度后，遇热源而发生的爆炸。瓦斯爆炸产生的高温高压，促使爆炸源附近的气体以极大的速度向外冲击，扬起大量煤尘并使之参与爆炸，产生更大的破坏力，造成人员伤亡，还会破坏巷道和器材设施，给人民和国家财产带来损失。另外，爆炸后生成大量的有毒有害气体，会造成人员中毒死亡。

瓦斯爆炸的现场急救：①当听到或看到瓦斯爆炸时，应背向爆炸地点迅速卧倒，如眼前有水，应俯卧或侧卧于水中，并用湿毛巾捂住口鼻。②距离爆炸中心较近的作业人员，在采取上述自救措施后，应设法迅速撤离现场，防止二次爆炸的发生。③瓦斯爆炸后，应立即切断通往事故地点的一切电源，马上恢复通风，设法扑灭各种明火和残留火，以防再次引起爆炸。④因吸入瓦斯爆炸产生的有毒有害气体而中毒者，应被及时转移到通风良好的安全地区。若中毒者突然失去意识，应快速判断是否还有呼吸，发现呼吸停止立即在安全处进行心肺复苏，不要延误抢救时机。

2）烟花爆竹爆炸事故。烟花爆竹炸伤的症状表现为：损伤部位依次为手、面部（眼、脸、鼻、唇）、前胸、前臂。其中眼外伤最为常见，包括眼球损伤、视力受到严重影响或失明。另外，爆炸导致面部烧伤、毁容以及手外伤造成手功能降低或丧失的情况也较为常见。

烟花爆竹炸伤的急救方法：①迅速扑灭伤员身上的火并将伤员救出现场，对手、眼、面部损伤做初步处理后送往医院。②一旦被烟花爆竹炸伤，应立即用大量自来水冲洗伤处 15 分钟左右进行降温和清洁（眼伤除外），并迅速送往医院，切勿涂抹牙膏、酱油等，防止引发感染。③当眼睛被炸伤时，不要用水冲洗，尽量保存残留的组织，用清洁敷料遮盖双眼止血包扎，迅速送往专科医院处理。

3）燃气爆炸事故。生活燃气意外泄漏，在房屋内积蓄到一定浓度可导致燃气爆燃，如果房屋内有人，还会造成一氧化硫中毒、严重烧伤，甚至致人死亡。

燃气爆炸现场的应急措施：①发现房屋内有燃气的味道，应立即捂住口鼻，开门、窗通风，并关闭燃气阀门。②不要开关电器，切勿开灯、开排风扇、开抽油烟机，不要在气源附近打电话或手机，以免产生电火花引燃、引爆可燃气体，而应到房屋外部拨打报警电话。

③不要使用明火。④将伤员救出危险环境再进行急救。如发现伤员呼吸停止时，应在安全的条件下立即进行人工呼吸。⑤维持伤员生命体征，将其安全快速运往医院。

121. 机械伤害如何急救?

机械制造企业最为常见的事故是机械伤害。机械伤害是指机体受到机械性暴力的撕拉、挫压、撞击、刺剪、割砍等作用所致的开放性或闭合性损伤。

（1）发生事故后的应急处置与救治

1）伤害事故发生后，要立即停止现场活动，将伤员放置于平坦的地方，现场有救护经验的人员应立即对伤员的伤势进行检查，然后有针对性地进行紧急救护。

2）在进行上述现场处理后，应根据伤员的伤情和现场条件迅速转送伤员。转送伤员这一环节非常重要，若搬运不当，可能使伤员伤势加重，严重时还能造成神经、血管损伤，甚至瘫痪等难以治愈的疾病，给伤员带来终身的痛苦，所以转送伤员时要十分注意。

3）转送伤员时注意事项：如果伤员伤势不重，可采用背、抱、扶的方法将伤员运走。如果伤员伤势较重，有大腿或脊柱骨折、大出血或休克等情况时，就不能用以上方法转送伤员，而是要将伤员小心地放在担架或木板上抬送。将伤员放置在担架上时的动作要平稳，上、下坡或楼梯时，担架要保持平衡，不能一头高、一头低，伤员应头在后，这样便于观察伤员情况。若事故现场没有担架，可以用椅子、长凳、衣服、竹子、绳子、被单、门板等制成简易担架使用。对于脊柱骨折的伤员，一定要用硬木板制成的担架抬送。将伤员放在担架上以后，要让其平卧，腰部垫一个软垫，然后将伤员固定在木板上，以免在转送的过程中伤员滚动或跌落，造成脊柱移位或扭转，刺激血管和神经，使其下肢瘫痪。

4）现场应急总指挥立即联系救护中心，要求紧急救护并向上级汇报，保护事故现场。

（2）创伤止血的现场应急救护

如果伤员一次出血量达全身血量的1/3以上时，生命就有危险。因此，及时止血是非常重要的。可用现场物品如毛巾、纱布、工作服等立即采取止血措施。如果创伤部位有异物，并且不在重要器官附近，可以拔出异物，处理好伤口，如无把握就不要随意将异物拔掉，而应交由医生来检查、处理，以免伤及内脏及较大血管，造成大出血。

（3）骨折的现场应急救护

1）对骨折处理的基本原则是尽量不让骨折肢体活动。因此，要利用一切可利用的条件，及时、正确地对骨折做好临时固定，其目的是避免骨折断端在搬运时，损伤周围的血管、神经、肌肉或内脏，减轻疼痛，防止休克，便于运送到医院进行彻底治疗。临时固定的材料有夹板和敷料，夹板以木板最佳，紧急情况下也可用木棍、竹篦等代替；敷料为棉花、纱布或毛巾，用作夹板的衬垫。缠夹板可用绷带、三角巾或绳子代替。

2）若上肢骨折，应将上肢挪到胸前，固定在躯干上；若下肢骨折，可将伤肢捆绑在健肢上，且捆绑的范围应超过骨折的上下关节，也可将患肢捆绑、固定在担架、门板上；需要注意的是，脊骨骨折时，不需要作任何固定，但搬运方法十分重要，搬运时最好用担架、门板等，也可用木棍和衣服、毯子等做成简易担架，让伤员仰卧。无担架、木板需众人用手搬运时，救护人员必须有一人双手托住伤员腰部，切不可单独一人用拉、拽的方法移到伤员。如果搬运方法不当，即使是单纯的骨折，也可导致继发性脊髓损伤，造成瘫痪；对已有脊髓损伤的伤员，则会加重损伤程度，尤其是高位的脊柱骨折，如搬运不当，甚至可能立即致命。

3）在抢救伤员时，不论哪种情况，都应减少途中的颠簸，也不得随意翻动伤员。

（4）灼烫伤的现场应急救护

1）灼烫伤的现场急救最基本的要求，首先是使伤员迅速脱离热源，若衣服着火，应立即脱去，或用水浇灭，或就地躺下滚压灭火。冬天身穿棉衣时，有时明火熄灭、暗火仍燃，衣服如有冒烟现象应立即脱下或剪去，以免继续燃烧；身上起火不可惊慌奔跑，以免风助火旺；也不要站立呼叫，以免造成呼吸道烧伤。

2）对烫伤部位用自来水冲洗或浸泡，在可以耐受的前提下，水温越低越好。这样做一方面，可以迅速降温，减少烫伤面积，减少热力向组织深层传导，减轻烫伤深度；另一方面，可以清洁创面，减轻疼痛。

3）不要给烫伤创面涂有颜色的药物如红汞、紫药水，以免影响医生对烫伤深度的观察和判断，也不要将牙膏、油膏等油性物质涂于烫伤创面，以降低创面感染的概率，减少就医时处理的难度。如果出现水疱，要注意保留，不要将疱皮撕去，避免感染。

（5）高处坠落的现场应急救护

1）当有人从高处坠落时，救护人员首先应仔细观察伤员的神志是否清醒，并察看伤员着地部位及伤势情况，做到心中有数。

2）倘若伤员昏迷，但心跳、呼吸存在，应立即将伤员的头偏向一侧，防止舌根后倒，影响呼吸，并立即将伤员口中脱落的牙齿和积血清除，以免吸入气管引起窒息；对于无心跳、呼吸的伤员，可立即进行口对口人工呼吸和胸外心脏按压，待伤员心跳、呼吸好转后，将伤员平卧在木板上，并及时送往医院抢救。

3）若发现伤员耳朵、鼻子出血，说明可能有脑颅损伤，千万不可用手帕、棉花或纱布去堵塞耳鼻，以免造成颅内压力增高和细菌感染。

4）若躯体外伤出血，应立即用清洁布块压迫伤口止血，压迫无效时，可用布带或橡皮带等一切可用之物在出血的肢体近躯处捆扎（力度到不出血即可）。

5）若伤员骨折，可按前述骨折应急救护方法处理。

6）如果伤员腹部有开放性伤口，应用清洁布或手巾等覆盖伤口，不可将脱出物还纳，防止感染。

（6）眼睛受伤的现场应急救护

1）轻度眼伤如眼进异物，切记不可用手揉搓，以防伤到角膜、眼球，可叫现场同伴翻开上眼睑，用干净手绢、纱布将异物拨出。

2）重度眼伤，千万不要试图拔出插入眼中的异物。

3）若见到眼球鼓出或从眼球中脱出组织，不可把它推回眼内，应让伤员仰卧，救护人员设法支撑其头部，尽可能使其保持静止不动，同时可用消毒纱布或干净的毛巾轻轻覆盖伤眼，并尽快送往医院。

4）如眼中溅入化学物质，要立即用清水反复冲洗。

122. 起重伤害如何急救？

机械制造和机械加工企业离不开起重机械，起重机械承担着加工材料、半成品、成品以及机械设备的吊运，如果没有起重机械，也就没有现代化的机械制造业。

起重事故主要是由于现场作业人员未严格遵守起重作业安全规程，违章作业、冒险作业；安全装置不完善，行车机械、电气故障频繁；行车司机操作技能欠佳，责任心不强，注意力不集中；指挥信号不标准，上下配合不协调；工作前未对行车及吊具进行安全检查；料场库存量严重超量，堆码不齐，堆码超高和包装不牢固；起重机等机械之间相互碰撞；安全装置失效以及失误操作、野蛮操作等。

（1）起重伤害主要形式

1）货物、吊具等重物从空中坠落砸到下方的作业人员，所造成的人身伤亡和设备毁坏事故。

2）作业人员被挤压在两个物体之间所造成的挤压伤等人身伤害事故。

3）从事起重机检修、维护的作业人员不慎从机体摔落或被正在运转的起重机机体撞击摔落至地面的坠落事故。

4）起重机械操作人员或检修、维护人员因触电而造成的电击伤亡事故。

5）起重机机体因失去整体稳定性而发生倾翻事故，造成起重机机体严重损坏以及人员伤亡的事故。

（2）起重伤害发生后的应急处置

1）发现有人受伤后，必须立即停止起重作业，向周围人员呼救，同时通知急救中心，及时拨打“120”等急救电话。报警时，应注意说明伤员的受伤部位和伤势、发生事件的区域或场所，以便让救护人员做好急救的准备。

2）组织进行抢救的同时，应立即上报项目安全生产应急领导小组，启动应急预案和现场处置方案，最大限度地减少人员伤亡和财产损失。

3）现场有创伤出血者，医护人员应立即进行包扎、止血等措施，防止受伤人员流血过多造成死亡。

发生断手、断指、断肢等严重情况时，对伤员伤口要进行包扎、止血、止痛。对断手、断指、断肢应进行消毒或清洁敷料包扎，忌将断指浸入酒精等消毒液中，以防细胞变质。将包好的断手、断指、断肢放在塑料袋内，扎紧袋口，在袋周围放置冰块，或用冰棍代替，并迅速将伤员送往医院抢救。伤员出现肢体骨折时，应尽量保持受伤的体位，由现场医务人员对伤肢进行固定，并在其指导下采用正确的方式进行抬运，防止因救助方法不当导致伤情进一步加重。伤员出现呼吸、心跳停止症状后，必须立即进行胸外心脏按压或口对口人工呼吸。

123. 车祸现场的急救措施有哪些?

车祸发生时，除了确保伤员安全外，还要及时将车祸情况报告给交通部门，以防引发其他交通事故。车祸时无论伤员受伤程度如何，均需送往医院就诊。

(1）向旁人请求支援。无法自行处理时，一定要向旁人求救，及时联络救护车。另外无论多大的车祸都需要报警。为确保伤员安全，原则上尽量不要移动伤员。但若出事地点太危险，应小心地将伤员搬移至安全场所。

(2）进行自检、自救与互救。一般来说，头部、胸部受伤或多处受伤者，出血多者及昏迷者，均列为重伤。对垂危伤员及心跳停止者，需立即进行胸外心脏按压及口对口人工呼吸。对意识丧失者用手帕、手指清除伤员口鼻中泥土、杂物、呕吐物及分泌物，情况紧急时可用口吸出，以保持伤员呼吸道畅通。随后使伤员处于侧卧位或俯卧位，以防窒息。对出血多者立即进行加压止血包扎，紧急时可用干净手帕、衬衣等将伤口紧紧压住、包扎。动脉出血不止时，如在四肢，可在伤口上方10厘米处扎止血带。如发现开放性气胸，应对吮吸性伤口进行严密封闭包扎；伴有呼吸困难的张力性气胸，有条件时可在第二根肋骨与锁骨中线的交叉点行穿刺排气或放置引流管；对呼吸困难、缺氧并伴有胸廓损伤、胸壁浮动（呼吸反常运动）者应立即用衣物、棉垫等充填，并适当加压包扎，以限制其浮动。对骨折脱臼者要就地取材，可用木棍、木板、竹片、布条等固定骨折肢体。

（3）车祸可能会引起各种程度不一的伤害，但无论发生何种伤害，最重要的是要沉着应对。首先要检查伤员是否有意识及呼吸、脉搏。千万不要扭动伤员身体，因为车祸时常伤及伤员颈部及神经，扭动伤员身体更是致命的动作。除了检查意识、呼吸、脉搏外，更重要的是检查有无大出血，自伤口大量喷出的动脉性出血或大量流出的静脉性出血，都可能造成生命危险。此时需尽快进行止血，要用干净的手帕压住伤口，利用直接压迫法来止血。大出血时很容易引起休克，所以必须施行休克救护。若伤员意识清醒，未有大出血，在救护车抵达前，可依伤势来进行救护即可。

（4）车祸时，伤员无论伤势多么轻微，即使看来毫发无伤，也一定要接受医师诊治，因为即使表面无碍，也有可能是暂时的，如果不及时去医院检查，就容易造成误诊，延误了疾病的治疗。

124. 地铁事故如何急救？

地铁相撞事故造成的意外伤害有以下几种：碰撞或惯性作用导致头颈部、胸腹部和四肢损伤；内脏相互碰撞挤压后的损伤；钝器或锐器刺伤。

（1）事故发生后需要采取的自我保护措施

1）首先要远离门窗，卧倒、低头，下巴紧贴胸前，以防颈部受伤，抓住或紧靠牢固物体。

2）车停稳后，要先观察周围环境，然后自救。动车或高铁的车窗采用双层钢化玻璃，就算翻车也不易破裂。若车厢两端的出口被堵塞，可以用安全锤、高跟鞋或皮带扣等尖锐物品敲击玻璃的四个角，或四条边的中间部位，待玻璃出现裂缝后用脚踹开。如果路轨通有电流，要等工作人员宣告已经关闭电源才能下车。

（2）地铁事故的应急救护措施

1）外伤流血包扎止血方法：

①救助他人时，首先判断伤员有无意识。如果发现伤员意识丧失或反应迟钝，应一手压住伤员额头，一手提起伤员下颏开放气道。

②判断有无呼吸和脉搏。如伤员胸廓起伏有力说明呼吸正常，反之则需要进行人工呼吸；如伤员颈动脉搏动有力，说明血容量充足，必须让其侧卧。

③仔细检查伤员有无外在损伤，尤其是胸腹部创伤。若发现伤口，应迅速给予止血、包扎、固定和搬运。出血是创伤后导致死亡的最主要原因，在第一时间止血可有效挽救人的生命。最直接的止血方法是，压迫伤口出血点，再寻找合适材料进行加压包扎。

④眼耳口鼻出血，可能是颅脑损伤的征兆，这时不要填塞出血的器官，只需擦干净血迹即可；四肢大动脉出血者，可在大腿中上部、上臂 1/3 处，做一个临时止血带止血。

⑤包扎可就地取材，可使用毛巾、头巾、衣服充当包扎用品。包扎前，先检查伤口有无异物，如果是一般性损伤可直接包扎；如果有

异物，不应拔出，而是应把它和身体固定在一起。对一般性伤员，搬运时可采用背、抬、抱等方式。对伤势较重的伤员，应使用担架搬运。

注意：请不要随意移动伤员，要先观察伤员受伤情况并由具备急救知识的人员施救。

2）骨折急救方法：

①在专业救援人员未到场之前，可以自行活动、伤势较轻者，应立即离开事故现场，并向相关应急部门求援；如无法自主活动，则可呼救并原地等待救援。如果伤员出现颈部疼痛、四肢瘫软或者感觉障碍、意识不清等症状，则表明脊椎可能受损，移动此类伤员时如果采用的方法不当，很可能会导致高位截瘫。

②当脊椎发生骨折时，伤员极易出现身体某些部位的瘫痪，如胸腰段骨折时常引起腰部以下部位感觉或者活动障碍，颈椎骨折时除了截瘫部位升高外，还会引起呼吸肌麻痹，甚至威胁生命。

所以，在搬运脊柱骨折的伤员时，应 4 人以上配合将其放在硬质担架上，保持伤员身体平直。而伤员发生四肢骨折时，可就地取材，用夹板或代用品做简单的固定后再迅速将伤员送往医院。

3）如何救援重伤昏迷者。遇到重伤昏迷者，需进行心肺复苏急救。

4）地铁停电时如何急救：

①站台停电时，乘客应在原地等候，不要惊慌，听从工作人员指挥。如遇大规模停电，应沿着疏散方向抓紧时间离开车站。

②列车在隧道中运行遇到停电，乘客应听从工作人员指挥，有序按指定方向疏散。

注意事项：不必担心被关在密闭的车厢内会出现呼吸困难，即使全部停电后，列车还能维持一定时间应急通风。站台的容量足够让全部乘客安全有序撤离，不要为了尽快撤离而跳到隧道中。

5）地铁进水时如何急救：

①不要惊慌，要听从工作人员指挥。在没有得到明确的指令之前，千万不要强行扒开车门或者砸碎车玻璃逃生。

②如果水位比较稳定且很低，在工作人员指挥下，人工打开车门或者砸碎玻璃的 4 个角，从车厢前部的逃生通道有序撤离。

③如果发现水位上升得很快，无法从逃生通道撤离的时候，要快速地返回车厢，紧闭车厢的车门车窗，等待救援人员。

④如果水位较高，可站在座椅上或者抓住护栏或扶手让自己漂起来，不要用力挣扎。

125. 火车事故如何急救?

（1）突发事故，要先自救

虽然许多事故的发生只是意外，但如果在紧急事件突发时，掌握急救和逃生技巧，会极大可能地挽救自己的生命。

一般火车事故以出轨、相撞居多。在硬座车厢内，车厢上方的行李架和行李往往是“高危品”。而且，硬座车厢载客量多，易发生混乱；硬卧车厢中，上铺相对危险。火车事故造成的意外伤害有以下几种：碰撞或惯性作用导致头颈部、胸腹部和四肢损伤；内脏相互碰撞挤压后的损伤；钝器或锐器刺伤；火车脱轨后，如遇河流，可能发生淹溺；可能发生火灾，造成烧伤。

火车发生事故前，通常没有什么迹象，不过乘客会察觉到紧急刹车。火车事故发生后的自我保护措施同上一节中的地铁事故自我保护措施。

（2）学会急救，帮助他人

当自己已经脱离危险时，在身体情况允许的条件下，要及时救助他人。通过检查伤员有无意识、呼吸、脉搏、外伤、出血、骨折等，对伤员进行相应救助，具体的救助方法与前文地铁事故的应急救护措施相同。

126. 空难如何急救？

空难指由于不可抗拒的原因或人为因素造成的飞机失事，并由此带来灾难性的人员伤亡和财产损失。

飞机也许是最便捷的交通方式，但全世界每年有上百人死于空难，因为一旦飞机失事，幸存者寥寥无几。飞机起飞后的 6 分钟和着陆的 7 分钟内，最容易发生意外事故，国际上称为“可怕的 13 分钟”“黑色 13 分钟”。据航空医学专家统计，我国有 65%的事故发生在这 13 分钟内。所以针对“黑色 13 分钟”所采取的急救措施就尤为重要。

空中常见的紧急情况有密封增压舱突然低落、失火或机械故障等。一般机长和乘务长会简明地向乘客宣布紧急迫降的决定，并指导乘客采取应急处理。水上迫降时，空姐会讲解救生衣的用法，但在紧急脱离前，乘客仍应系好安全带。若飞机高度在 3 660~4 000 米，旅客头顶上的氧气面罩会自动下垂，此时应立即吸氧，绝对禁止吸烟。如果机舱内失火，可用二氧化碳灭火器和干粉灭火器（驾驶舱禁用）；非电器和非油类失火，应用水灭火。乘客要听从指挥，尽量蹲下，处于低水平位屏住呼吸，或用湿毛巾堵住口鼻，防止吸入一氧化碳等有毒有害气体。

但是升降时飞机失事常常发生的十分突然，机组无法及时向乘客发出警告，乘客应懂得飞机失事的各种预兆：机身颠簸；飞机急剧下降；舱内出现烟雾；舱外出现黑烟；发动机关闭，飞机轰鸣声消失；在高空飞行时听到一声巨响，舱内尘土飞扬，这种现象是机身破裂舱内突然减压所致。

（1）预防空难和发生空难时的应急措施

1）选择一条中转最少的航空线，减少“黑色 13 分钟”的次数。

2）登机后认准自己的座位与最近的应急出口的距离和路线。

3）必须学会打开“应急出口”。

4）注意躲避头顶上方重而硬的行李。

5）保持最稳定的安全体位：俯身，双手抓住脚踝，将头贴在膝盖上，两脚前伸紧贴地板。

6）舱内出现烟雾时，屏住呼吸用湿毛巾或手绢捂住口鼻，一定要使头部处于尽可能低的位置，因为烟雾飘浮在空气之上，弯腰或爬行至出口。

7）当机舱破裂减压时，应立即戴好氧气面罩，并且必须佩戴严实，否则呼吸道肺泡内的氧气会被“吸出”体外。为了增加舱内的压力和氧浓度，飞机会立即下降至 3 000 米高空，这时必须系紧安全带。

8）若飞机在海洋上空失事，要立即换上救生衣。

9）飞机下坠时，要对自己大声呼喊：“不要昏迷，要清醒！兴奋！”并竭力睁大眼睛，用这种“拼命呼喊式”的自我心理鼓励避免“震昏”。

10）在飞机撞地的一瞬间，要飞速解开安全带系扣，迅速冲向机舱尾部有光亮的裂口，在油箱爆炸之前逃出飞机残骸。因为飞机坠地通常是机头朝下，油箱会在十几秒后爆炸，几十秒之后大火开始蔓延，而且总是由机头向机尾蔓延。

(2) 空难中乘客逃生的注意事项

1) 必须系安全带。为了减少飞机坠毁时产生的冲击力，最好的办法是系上安全带，并按照飞机安全提示，保持俯身双手抓住脚踝等安全姿势。当然，还要学会如何最快速地解开安全带。

2) 乘坐飞机时要简便着装，牢记座位与安全门之间的路线，以避免在机舱充满烟雾时迷路。在空难中穿高跟鞋不仅可能妨碍逃生，而且会制造额外的危险。

3) 飞机坠地后，必须迅速离开飞机。在飞机坠毁后，如果机身起火冒烟，乘客一般只有不到两分钟的逃离时间。如果飞机坠毁在海面，乘客应该尽快游离飞机残骸，越远越好，因为飞机残骸有爆炸的可能，也可能沉入海底。

127. 燃气泄漏如何急救？

(1) 单纯泄漏

迅速关闭阀门，打开窗户通风，不要使用明火，不要开关电器，不要产生金属摩擦，不要使用任何通信工具，到达室外安全地带后拨打电话通知燃气公司前来处理。

(2) 着火泄漏

将抹布打湿铺在着火位置，待火彻底熄灭后，关闭阀门（要求同“单纯泄漏”），切记应在火熄灭后关闭阀门，如果着火时直接关闭阀门可能导致火焰回流，引起爆炸。若火势严重，要拨打“119”和燃气公司电话求助，并通知楼内人员立即撤离。

(3) 人员中毒

立即将中毒者搬离现场，放置在通风良好的地方，同时拨打

"120"。若伤员呼吸、心跳停止，应立刻进行心肺复苏。

128. 被困电梯如何急救？

（1）轿门关闭后，电梯不启动

遇到这种情况，很可能是本层的门锁触点接触不良造成的，可以先按操纵盘上的开门按钮使电梯开门，然后再按关门按钮让电梯关门，看电梯是否解除故障继续运行。可以重复几次操作，也可以手动帮助电梯开、关门。如果故障仍没有解除，可通过按警铃或打电话告知电梯管理部门，由专业人员修理。

（2）电梯运行速度突然加快

1）按下每一层楼层按键，如果有应急电源，可立即按下，在应急电源启动后，电梯会立即停止下落。

2）自我保护：如果上述操作无法使电梯停止运行，此时应立即将整个背部和头部紧贴电梯厢内壁，用电梯厢内壁来保护脊椎。同时下肢呈弯曲状，脚尖点地、脚跟提起以减缓冲击力，用手抱颈，避免颈部受伤。

（3）电梯故障，被困在电梯内

1）冷静：保持镇定，并且安慰鼓励困在一起的同伴，向大家解释不会有危险，电梯不会掉下电梯槽。电梯槽装有防坠安全装置，会牢牢夹住电梯两旁的钢轨，安全装置也不会失灵。

2）求救：用电梯内的电话或对讲机与外界联系，还可按下操纵盘上的警铃报警。如果手机有信号，可拨打"119"，向消防员求助。如无警铃或对讲机，并且手机无信号时，可拍门呼救，也可脱下鞋子敲打电梯呼救。

3）等待救援：在救援人员前来救援时，一定要听从救援人员的指挥，配合救援行动，以保证安全。如果现场没有专业的救援人员，不要自行爬出电梯。

注意：严禁用手扒电梯门，强行扒门可能引起电梯的再次下坠，引发更严重的电梯故障。如果电梯停在两个楼层中间，不要试图爬出去，如果爬出去很容易从轿底和井道壁之间的缝隙中掉进电梯井，导致摔伤甚至是坠亡。

129. 矿山事故如何急救?

（1）矿井火灾事故的自救和互救

火灾发生后，位于火源进风侧的人员，应迎着新鲜风流撤退，位于火源回风侧的人员或是在撤退途中遇到烟雾的人员，应迅速戴好自救器，并尽快找到新鲜风流；当因烟雾迷失方向或道路已被堵塞无法撤出时，应就近找一硐室或在风门之间暂时躲避，并做好与外界封闭隔绝，有压风管时应打开风管，放出压缩空气供被困人员呼吸，要静坐少动，节约氧气，并不断敲打金属器具，发出求救信号，等待救援。

（2）矿井水灾事故的自救和互救

位于透水下方的人员要屏住呼吸，手拽管道，借助巷道壁，迅速向高处撤离；当道路被水隔断无法撤离时，应选择离井筒、大巷最近、地势最高的上山独头巷道暂避；被困时要注意节约用灯、用粮，并不断敲打金属器具，发出救援信号，安心等待救援。

（3）瓦斯爆炸事故的自救和互救

发现有爆炸征兆时应迅速朝背向空气颤动的方向撤离，俯卧倒地，面部贴在地面，以降低身体高度，避开冲击波的强力冲击，并暂停呼吸，用毛巾捂住口鼻，用衣物盖住身体，爆炸后，要迅速按规定佩戴好自救器，沿着逃生路线，尽快撤退到新鲜风流中。若巷道破坏严重，不知撤退是否安全时，可以到巷道较完整的地点躲避，等待救援。

（4）煤与瓦斯突出事故的自救和互救

发现有突出预兆时，要迅速向进风侧撤离，并佩戴好过滤式自救器；若无法撤离时，应立即进入预先设置的避难硐室或利用压风自救系统自救，等待救援。

（5）冒顶事故的自救和互救

发生冒顶后，应迅速抢救被埋压的伤员，千万不可盲目用镐刨、锤打、掀滚、拉扯等方法救出伤员，以免加重伤员的伤势。当发生冒顶事故被堵在巷道内时，要积极寻找出口；如果找不到出口，则找一处安全地方静坐，保持体力，同时，敲打金属发出求救信号。

第九部分 野外作业突发情况的急救

130. 毒蛇咬伤如何急救?

中国蛇类有200余种，其中毒蛇有50余种，剧毒、危害大的有10种，如眼镜王蛇、金环蛇、眼镜蛇、五步蛇、银环蛇、蝰蛇、蝮蛇、竹叶青蛇、烙铁头、海蛇等。这些毒蛇常出现在夏秋季的南方森林、山区、草地中，当人们在野外作业时易被毒蛇咬伤。蛇毒主要含蛋白质、多肽类及多种酶，依成分作用不同可分为神经毒、血液循环毒和混合毒。含神经毒素的毒蛇有金环蛇、银环蛇及海蛇；含血液循环毒素的毒蛇有蝰蛇、五步蛇及竹叶青蛇；含混合毒素的毒蛇有眼镜蛇及蝮蛇等。

毒蛇的头部多呈三角形，颈部较细，尾部短粗，色斑较艳。毒蛇最重要的标志，是牙裂前端有两颗又粗又长的毒牙。被蛇咬后观察伤口，可发现被咬的地方留下两排牙痕，如果其顶端有两个特别粗而深的牙印儿，就说明是被毒蛇咬的。如果只有两排细小的牙印，就可能不是毒蛇，但还应密切观察是否出现中毒症状。如果被蛇咬的牙印看不清楚，就应按被毒蛇咬伤急救。

（1）毒蛇咬伤判断方法

1）神经毒素中毒。伤部症状较轻，仅感麻木，无肿胀渗液。伤后 1~3 小时后，出现全身症状，并发展迅速，有头昏、头痛、嗜睡、精神萎靡、视物模糊、上睑下垂、声音嘶哑、言语困难、流涎、吞咽障碍、恶心、呕吐、牙齿紧闭、共济失调、瞳孔散大、光反射消失、大小便失禁、发热、寒战等症状，重者出现肢体瘫痪、惊厥、昏迷、休克、呼吸麻痹等症状。

2）血液循环毒素中毒。中毒伤部疼痛剧烈、肿胀明显，并迅速向肢体近心端蔓延，伴有出血、水疱、局部坏死，引起淋巴管炎、淋巴结炎、鼻衄、呕吐、咯血、便血、血尿、贫血、溶血性黄疸，病重时出现急性肾功能衰竭、休克等。

3）混合毒素中毒。混合毒素中毒兼有上述两者特征，但不同毒蛇各有侧重，如眼镜蛇以神经毒素为主，血液循环毒素为次；蝮蛇以血液循环毒素为主，神经毒素次之。

（2）毒蛇咬伤急救方法

1）保持安静，卧床休息，减少活动。

2）被毒蛇咬伤以后，立即用止血带或其他替代物（撕下衣服或布带），在下肢或上肢伤口的近心端 5 厘米处用力勒紧，阻止静脉血和淋巴液回流，防止毒液继续在体内扩散。也可用火柴灼烧伤口，破坏蛇毒毒素，然后捆扎止血带。

如果手指被咬伤，就用止血带扎紧手指根部；前臂被咬伤，扎在胳膊肘上方。小腿被咬伤，扎在膝盖上方。要特别注意，每隔 15~20 分钟放松 1~2 分钟，以防肢体缺血坏死。当伤口得到彻底排毒处理和服用有效蛇药 3~4 小时后，方可解除捆扎。

3）尽快用自来水、生理盐水、1∶5 000 高锰酸钾液、3%双氧水、1∶5 000 呋喃西林或 5%乙二胺四乙酸二钠钙溶液反复冲洗蛇咬的伤口，把留在伤口浅处的毒液冲掉。然后用干净刀片或三棱针在牙痕上做“十字”形切开，深度约 1 厘米，肿胀部亦可用粗针刺入或做“十字”形切口若干以排毒液，接着用拔火罐等负压吸出毒液，还可由近心端向远心端挤压排毒。

4）头面部或躯干部位被毒蛇咬伤时，不可盲目用止血带捆扎。这时加强排毒更显重要，应立即使用各种可行的方法吸出毒血，如用拔火罐、吸奶器等负压吸出伤口中的毒液，紧急时可用嘴吸吮出伤口中的毒汁，救援人员一边吸，一边立即吐出，并用清水或 1∶5 000 高锰酸钾溶液漱口（口腔黏膜有破损或有龋齿的人不能用嘴吸，以免中毒）。

5）在进行上述处理的同时，应用最快的方法尽快将伤员抬送到医院救治。运送过程中，尽量不要让伤员活动，以减少毒液吸收扩散。

6）被蛇咬伤超过 24 小时，伤口肿胀严重时，可用钝针在肿胀下端每隔 2~3 厘米处刺一针孔，自上而下按压，使毒汁从针眼流出，每日 2~3 次，连续 2~3 天。

7）解毒药的应用：

①南通蛇药（季德胜蛇药），轻者每次服 5 片，3 次/日；重者每次服 10 片，4~6 小时服用 1 次。

②将上述药片用温水溶化后涂于伤口周围半寸处。

③上海蛇药，首次服 10 片，以后每 4 小时服 5 片。

④新鲜半边莲（蛇疗草）30~60 克，水煎服，或捣烂涂伤口周围。

8）抢救过程中忌用的药物：

①中枢抑制药，如吗啡、苯海拉明、巴比妥类、氯丙嗪。

②肾上腺素。

③横纹肌松弛药，如箭毒、司可林。

④抗凝血药，如肝素、枸橼酸钠、双香豆素等。

131. 狂犬咬伤如何急救?

狂犬病毒主要侵犯人的神经。一旦侵犯了神经，短期内便可致人死亡。不过，根据经验来看，从咬伤到出现症状，时间却可长可短，短时只需2~4天发作，长时可迟至3~5年发作。

（1）狂犬咬伤的症状

1）疲乏无力。

2）食欲低下。

3）头痛、恶心。

4）失眠。

5）喉头紧缩，畏声响、畏强光。

6）恐惧不安。

7）伤口发痛发麻，或者有蚁走感。

8）以上症状持续1~2天后，病情转重，这时伤员会出现烦躁、出汗、流涎、喉头紧缩加重、吞咽和呼吸困难等症状。狂犬病的典型症状便是患者恐水，即使患者口渴想喝水，但一见到水、听见水声或仅仅提到水的字眼时，都会惊恐万分，甚至抽风。

狂犬病麻痹期的症状为患者渐转安静，全身瘫痪，瞳孔散大，心力衰竭，呼吸紊乱、微弱，最后死亡。

（2）狂犬咬伤急救方法

1）伤口处理。被咬伤口如果流血不多，无须立即止血，因为血流可以带出伤口内的狂犬病毒。伤口处理越早越好，伤后2小时之内，是处理狂犬病病毒的最佳时间。处理伤口的方法为先用肥皂水、清水洗净双手，再用高浓度肥皂水（20%）和干净的软刷（可用新的牙刷、干净纱布或软布块替代）刷洗伤口，洗刷要用力，尤其伤口的内部一定要刷到，保证将病毒和狗的唾液彻底清洗。反复刷洗伤口，并用清水冲洗，洗刷完毕，用碘酒涂抹伤口 2~3 次，伤口处理完毕后不必包扎伤处。

2）简单处理后，立即送患者到医院。医生做进一步伤口处理后，还可以向伤口四周注射抗狂犬病免疫血清。有时，患者还应打破伤风预防针、服用抗生素等消炎药。

132. 蜈蚣咬伤如何急救？

蜈蚣又称百脚、天龙，多生活于腐木石隙或荒芜阴湿的地方，昼伏夜出，多分布于南方。蜈蚣分泌的毒汁含有组胺和溶血蛋白，当人被它咬伤时，毒汁通过其爪尖端注入人体而引发中毒。

蜈蚣咬伤多发生在炎热天气，被咬部位出现红肿、疼痛、水疱、皮肤坏死，还会导致淋巴结、淋巴管炎，同时伴有发热、恶心、呕吐、头痛、头晕、昏迷及休克等症状。

蜈蚣咬伤急救方法：

（1）蜈蚣毒液是酸性的，可以用碱性液体来中和。可用稀碱水、肥皂水清洗或浸泡伤口，有条件时可用 3%氨水或用 5%~10%碳酸氢钠溶液冲洗伤口。

（2）伤口疼痛者可冰敷局部，在伤口周围注射吗啡或杜冷丁；也可涂六神丸，或用中药芋头、鲜桑叶、鲜扁豆适量捣烂外敷。

（3）严重者用镇静、抗休克治疗，或立即送往医院。

133. 蜂蜇伤如何急救？

蜂的种类有蜜蜂、黄蜂、大黄蜂、土蜂等，其腹部后端有毒腺与蜇刺相连，当刺入人体时，蜇刺会将毒液中的甲酸（蚁酸）、神经毒素和组胺等注入人体内，并将蜇刺遗弃在伤处，能引起溶血、出血、过敏反应。

（1）蜂蜇伤的症状

伤口处有红肿、水疱形成，并伴有剧痛、灼热感，1~2 天自行消失。如被蜂群蜇伤多处后，会出现发热、头晕、恶心、烦躁不安、痉挛及昏厥等症状。过敏者，可出现荨麻疹，口唇及眼睑水肿，腹痛、腹泻、呕吐，甚者喉水肿、气喘、呼吸困难、血压下降、昏迷，最终因呼吸、循环衰竭而死亡。

（2）蜂蜇伤的急救方法

1）蜜蜂毒液是酸性的，用镊子将毒刺拔出，用肥皂水、3%氨水、3%碳酸氢钠溶液、盐水或糖水清洗伤口。

2）黄蜂的毒液是碱性的，可用食醋敷或鲜马齿苋汁涂于伤口。

3）用南通蛇药（季德胜蛇药）以温水溶后涂于伤口周围。

4）用紫花地丁、七叶一枝花、鲜蒲公英、半边莲捣烂外敷，效果也较好。

5）过敏者口服扑尔敏 4 毫克，或非那根 25 毫克，3 次/日。重者可肌内注射肾上腺素 0.5~1 毫克，或麻黄碱 30 毫克，或地塞米松 5~10 毫克。

134. 蚂蟥咬伤如何急救?

蚂蟥头部有一吸盘，当遇到人体的皮肤黏膜处即钻进去吸血，同时分泌一种抗凝物质，阻碍血液凝固。蚂蟥的吸附能力很强，人和动物的皮肤一旦钻进蚂蟥，很难使它自动脱离。

如果在水田等蚂蟥较多的地方工作时，可穿长靴，并在鞋面上涂些肥皂、防蚊油，可以防止蚂蟥上爬，涂一次的有效时间为 4~8 小时。此外，将大蒜汁涂抹于鞋袜和裤脚，也能起到驱避蚂蟥的作用。

被蚂蟥叮咬后的处理方法：

（1）发现被蚂蟥叮咬时，不要强行拉扯，以防拉断而吸盘仍留于创口内，加重伤势。

（2）采用以下办法可使它自动脱离伤口。

1）用食醋、酒精或饱和盐水浸湿棉球放在蚂蟥的头部。

2）用手拍打或针刺，或烟油刺激其头部，使其自动脱落。

3）如喉、鼻腔、消化道被叮咬时，可用 1%~2%丁卡因溶液，或 2%~4%的利多卡因溶液涂于蚂蟥头部使其麻醉，然后用镊子轻轻取出。

4）有出血可用 2%麻黄素溶液浸湿棉球压迫止血。

5）伤口用盐水冲洗，无菌纱布包扎。肌内注射破伤风抗毒素。

6）如果伤势不严重，可在现场进行急救处理，如创伤严重应立即送往医院治疗。

135. 野外作业需要的应急用品主要有哪些？

野外作业所需要应急用品种类繁多，下列用品仅是其中的主要部分：

（1）照明与点火。例如，火柴，以防水火柴为佳，如携带普通火柴，可用熔化的蜡烛油包住火柴头，以避免受潮或摩擦起火；为节约空间，可截断火柴后半截。蜡烛要削成条形以便摆放；牛羊脂做成的蜡烛可以在应急时食用，但要注意炎热天气不易储存的问题。火石即使在潮湿环境下仍可以点燃；微型手电筒，亦可用于照明，但要安装功率大、寿命长的锂电池。放大镜可用于聚光生火、拔刺穿针等。

（2）生活用品。要准备不同型号的针，用于缝补和挑刺，至少有一根大号的针，同时选择坚韧耐磨的线并绕在针上。指南针，用于辨别方向，要求刻度清晰、体积小，以液态指南针为佳，液态指南针需要没有漏隙和气泡，指针能自由转动。刀具，如折叠刀、月牙形弯刀等。背包，选择结实舒适、承重力强、不易磨损的背包，装物时遵循急用在上、上轻下重的原则。最好将固态燃料、食物、救生包、信号盒放入铝制饭盒内。

（3）药物。医疗器械包括体温计、血压计、医用胶布、绷带、多功能镊子、止血带；消毒用品包括漂白粉、高锰酸钾、酒精、碘酒等；常用药物包括解热、镇痛、镇静药，抗菌、抗敏药，降糖、解痉药，中枢兴奋药，清凉、解暑药，健脾消食药，抗风湿药，外用药，抗疟疾药等。急救药物要集中放置于救生箱（袋）中，系在腰带上。

第十部分 常用应急救护设施

136. 紧急喷淋装置

紧急喷淋装置是一种常用的紧急救护设备，当化学液体、有毒物质喷溅到身体、面部，或者衣物着火时，该装置能洗除身上的化学液体和有毒物质，迅速减轻事故对工作人员的伤害。

紧急喷淋装置由喷淋器和洗眼器两部分组成，如图 10-1 所示。其中，喷淋器用于全身的清洗处理；洗眼器用于眼部、面部、手臂等局部的清洗。

发生事故后，伤员应在 10 秒内前往紧急喷淋装置进行清洗处理。使用喷淋器时应站立在淋浴头正下方，拉动冲淋拉杆，水即自动喷出，清洗时间应在 10 分钟以上。使用完毕后将冲淋拉杆复位，并立即就医。使用洗眼器时，应将受伤部位置于洗眼喷头夹角处，用手轻推手推板，洗眼水即从洗眼装置自动喷出，清洗时间应在 10 分钟以上。使用完毕后将手推板复位，并立即就医。需要注意的是，紧急喷淋装置只能暂时缓解有害物质对眼睛和身体的进一步侵害，不能代替医学治疗。

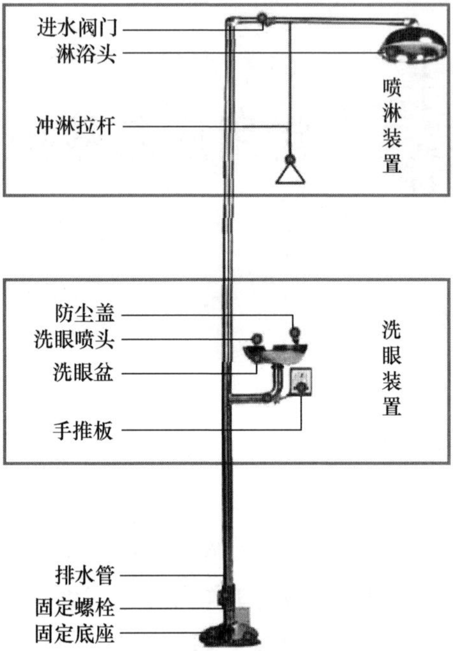

图 10-1　紧急喷淋装置示意图

137. 自动体外除颤器（AED）

自动体外除颤器（AED），又称自动体外电击器、自动电击器、自动除颤仪、心脏除颤仪及傻瓜电击器等，是一种便携式的医疗设备，它可以诊断特定的心律失常，并且给予电击除颤，是可被非专业人员使用的用于抢救心源性猝死的医疗设备，如图 10-2 所示。

（1）AED 使用步骤

1）大声呼叫，不停拍打伤员肩膀确定其是否还有意识。

2）如果伤员没有回应，须立刻拨打“120”并且大声呼叫请附近的人寻找 AED 仪器。

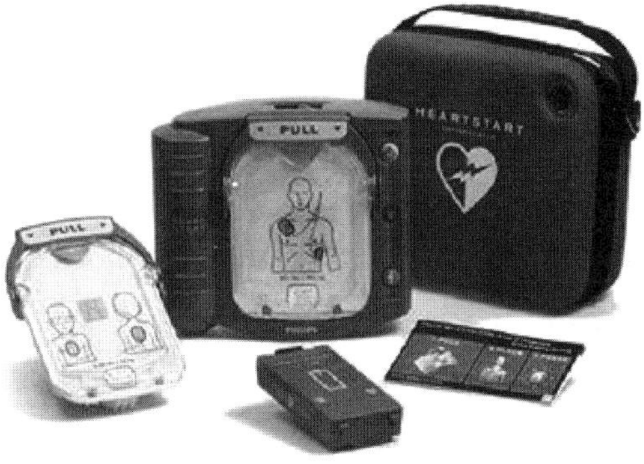

图 10-2　自动体外除颤器（AED）示意图

3）检查伤员的胸部和腹部是否有呼吸的起伏。

4）如果伤员没有呼吸或呼吸不正常，在 AED 到达前，请立即不间断对其进行胸外心脏按压。

5）AED 到达后，将 AED 放在伤员左侧，按下电源开关或掀开显示器盖子，仪器会发出语音指导后面操作。按照指示将电极片贴在伤员胸壁，一个放右上胸壁（锁骨下方），另一个放在左乳头外侧，上缘距腋窝 7 厘米左右。若伤员出汗较多，应事先用毛巾擦干皮肤；若伤员胸毛较多，可用力压紧电极片，若仍无效应剔除胸毛后再粘贴。

6）将电极片插头插入 AED 主机插孔，开始分析心律，此过程需要 5~15 秒，此时救援人员和旁观者应确保与伤员不发生接触，避免影响仪器分析心律。

7）当 AED 的语音指令表明需要除颤时，确保无人接触伤员，按下电极键。

8）一次除颤后，应立刻进行心肺复苏。

9）2 分钟后，AED 将自动确定是否再次除颤并发出语音指令。

（2）使用 AED 的注意事项

1）AED 可以瞬间爆发出 200 焦耳的能量，在给伤员施救过程中，请在按下通电按钮后立刻远离伤员，并告诫身边任何人不得靠近伤员。

2）伤员在水中不能使用 AED，因为水会降低 AED 功效。

3）如果 AED 使用完毕后，伤员仍没有任何生命特征，则需要立即送往医院救治。

138. 消防自救呼吸器

消防自救呼吸器即逃生呼吸器，是一种能够比较高效地防护火灾中所产生的一氧化碳、烟雾等有毒有害气体的呼吸逃生装置，可分为过滤式消防自救呼吸器和化学氧消防自救呼吸器两类，如图 10-3 所示。

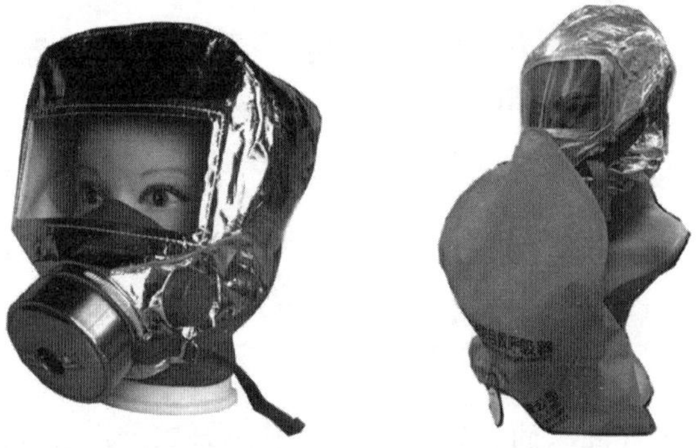

a)　　b)

图 10-3　消防自救呼吸器

a）过滤式消防自救呼吸器　b）化学氧消防自救呼吸器

（1）过滤式消防自救呼吸器

过滤式消防自救呼吸器是通过滤毒罐对有毒物质进行吸附，使有毒有害气体丧失毒性，转化为安全新鲜的空气以供呼吸。目前滤毒罐内主要填充的物质为活性炭，防护时间为30分钟，主要防护一氧化碳、氰化氢、氯化氢、烟雾等有毒有害气体。

1）使用方法：

①打开盒盖取出真空包装袋。

②拔掉滤毒盒前孔和后孔的红色塞子。

③戴上头罩拉紧头带。

④平静地深呼吸，确认呼吸器是否完好，并选择正确的安全通道逃生。

2）注意事项：

①只能在空气中氧气浓度不低于17%时使用，否则会发生窒息。

②过滤式消防自救呼吸器是一次性产品，不能重复使用。

③长发使用者应将头发全部卷入头罩内部，防止有毒有害气体通过头发缝隙进入头罩内。

④佩戴过滤式消防自救呼吸器时，半面罩应罩住口鼻并与面部紧密贴合。

（2）化学氧消防自救呼吸器

化学氧消防自救呼吸器主要是利用碱金属的过氧化物及超氧化物能与人体呼出的水汽和二氧化碳反应产生氧气的特性，来满足人体的呼吸需要。防护时间按呼吸量级确定，跑步时可防护30分钟，静坐时可防护70分钟。

使用方法：

1）打开盒盖取出真空包装袋。

2）打开面具，拔掉上下拉环。

3）戴上头罩拉紧头罩固定带。

4）平静地深呼吸，确认呼吸器是否完好，并选择正确的安全通道逃生。

139. 灭火器

（1）灭火器的选用原则

1）扑救固体物质火灾应选用水、泡沫、磷酸铵盐干粉或卤代烷灭火器。

2）扑救可燃、易燃液体或可熔化固体物质火灾应选用干粉、泡沫、卤代烷或二氧化碳灭火器。

3）扑救可燃、易燃气体火灾应选用干粉、卤代烷或二氧化碳灭火器。

4）扑救电气火灾应选用卤代烷、二氧化碳或干粉灭火器。

5）扑救可能同时发生上述 2 种以上的火灾的，应选用磷酸铵盐干粉灭火器和卤代烷灭火器。

6）扑救可燃金属物质火灾应选用专用干粉灭火器。

（2）灭火器的使用方法

使用手提式灭火器时，应手提灭火器的提把或肩扛灭火器到火场，在距燃烧物 3 米左右的位置拔出保险销，一手握住压把，另一手握在喷射软管前段的喷嘴处，将喷嘴对准火焰根部，用力握紧压把扫射。需要注意如在室外灭火，要选择上风向。如灭火剂为二氧化碳，还应佩戴手套，以防冻伤。

140. 医疗防护装备

（1）口罩

1）医用外科口罩佩戴方法：

①将口罩罩住鼻、口及下巴，口罩下方带系于颈后，上方带系于

头顶中部。

②将双手指尖放在鼻夹上，从中间位置开始，用手指向内按压鼻夹，并分别向两侧移动按压，根据鼻梁形状塑造鼻夹。

③调整系带的松紧度。

2）医用防护口罩佩戴方法：

①一只手托住防护口罩，有鼻夹的一面向外。

②将口罩罩住鼻、口及下巴，鼻夹部分向上紧贴面部。

③用另一只手将下方系带拉过头顶，放在颈后双耳下。

④再将上方系带拉至头顶中部。

⑤将双手指尖放在金属鼻夹上，从中间位置开始，用手指向内按压鼻夹，并分别向两侧移动按压，根据鼻梁形状塑造鼻夹。

3）注意事项：

①佩戴口罩前，以及脱下口罩后都必须洗手。

②医用外科口罩为一次性口罩，每天至少更换一次，口罩如有破损或污染，应立即更换。

③口罩潮湿以及被血液、体液等污染后，应及时更换。

④每次佩戴医用防护口罩进入工作区域之前，应进行密合性检查。检查方法是将双手完全盖住防护口罩，快速呼气，若鼻夹附近有漏气应调整鼻夹；若口罩四周漏气，应调整至不漏气为止。

⑤让口罩紧贴面部，将口罩上的金属片沿鼻梁两侧按紧，使口罩紧贴面部，口罩应完全覆盖口鼻和下巴。

4）摘口罩的方法：

①双手不要接触口罩外层（污染面）。

②先解开口罩下面的系带，再解开上面的系带。

③用手捏住口罩的系带丢至有盖的医疗废物容器内。

（2）护目镜或防护面罩

1）戴护目镜或防护面罩的方法：用清洁的双手佩戴护目镜或防护面罩，调节舒适度，并检查密闭性。

2）摘护目镜或防护面罩的方法：用手捏住系带将其摘掉，对于可重复使用的护目镜或防护面罩应进行消毒处理，若是一次性的用品，则丢入有盖的医疗废物容器内。

（3）手套

1）戴手套的方法：

①将手套拿出手套包。

②捏住手套翻折部分（手套内面），取出手套，对准五指戴上。

2）脱手套的方法：

①用戴着手套的手捏住另一只手套污染面的边缘将手套脱下。

②戴着手套的手握住脱下的手套，用脱下手套的手捏住另一只手套清洁面（内面）的边缘将手套脱下。

③用手捏住手套的清洁面（内面），并将手套扔至有盖的医疗废物容器内。

3）注意事项：

①诊疗或护理不同的患者之间要更换手套。

②操作完成后脱去手套，应按规定程序与方法洗手，戴手套不能代替洗手，必要时还要进行手部消毒。

③操作时发现手套破损，应及时更换。

④戴无菌手套时，应防止手套污染。

（4）隔离衣与防护服

1）穿隔离衣方法：

①右手提衣领，左手伸入袖内，右手将衣领向上拉，露出左手。

②换左手持衣领，右手伸入袖内，露出右手。

③双手持衣领，由领子中央顺着边缘向后系好颈带。

④再扎好袖口。

⑤将隔离衣的一边（约在腰下 5 厘米处）逐渐向前拉，见到边缘捏住。

⑥以同样方法捏住另一侧边缘。

⑦双手在背后将衣边对齐。

⑧向一侧折叠，一只手按住折叠处，另一只手将腰带拉至背后折叠处。

⑨将腰带在背后交叉，并将带子拉到身体前侧系好。

2）脱隔离衣方法：

①解开袖带，塞入袖拌内，充分暴露双手，进行手部消毒。

②解开颈后带子。

③右手伸入左手腕部袖内，拉下衣袖过手。

④用遮盖着的左手握住右手隔离衣袖子的外部，拉下右侧衣袖。

⑤双手转换逐渐从袖管中退出，脱下隔离衣。

⑥左手握住领子，右手将隔离衣两边对齐，污染面向外悬挂在污染区，如果悬挂污染区外，则污染面向里。

⑦不再使用时，将脱下的隔离衣污染面向内卷成包裹状，扔至有盖的医疗废物容器内。

3）穿脱防护服方法：

①穿防护服应遵循先穿下衣，再穿上衣，然后戴好帽子，最后拉上拉链的顺序。

②脱分体防护服时应先将拉链拉开，向上提拉帽子，使帽子脱离头部，再脱袖子、上衣，将污染面向里放入有盖的医疗废物容器内。

脱下衣，自上而下边脱边卷，污染面向里，脱下后置于有盖的医疗废物容器中。

③脱连体防护服时，先将拉链拉到底，向上提拉帽子，使帽子脱离头部，再脱袖子，然后自上而下脱掉防护服，边脱边卷，污染面向里直至全部脱下后放入有盖的医疗废物容器内。

4）注意事项：

①隔离衣和防护服只限于规定区域内穿脱。

②穿前应检查隔离衣和防护服有无破损；穿时勿使衣袖触及面部及衣领，发现隔离衣或防护服有渗漏或破损应及时更换，脱时应注意避免污染。

③隔离衣每天更换、清洗与消毒，遇到污染随时更换。

（5）穿戴防护用品顺序

洗手→戴帽子→戴口罩→穿防护服隔离衣→戴护目镜/防护面罩→穿鞋套→洗手→戴手套。

（6）脱防护用品顺序

脱手套→洗手→摘护目镜/防护面罩→脱防护服隔离衣→脱鞋套→洗手→摘帽子→摘口罩→洗手。

第十一部分 社会安全事件应对方法

141. 发生恐怖袭击事件时如何应对?

恐怖袭击是指针对公众或特定目标，通过使用极端暴力手段（如暴力劫持、自杀性爆炸、汽车爆炸、释放毒气或投放危险性、放射性物质），造成人员伤亡或重大财产损失，危害公共安全，制造社会恐慌的行为。当遇到恐怖袭击事件时，应对措施如下：

（1）发生恐怖袭击事件时，要迅速撤离至安全区域，同时拨打报警求助电话，等待救援人员救助。

（2）地铁、车站等人员聚集场所发生恐怖袭击事件时，应听从救援人员指挥或按照疏散标识有序疏散；暂时无法快速疏散的，应寻找相对安全的地点暂避并利用一切方法迅速报警求助。

（3）如果现场有烟雾或刺激性气味气体时，应根据情况，用衣物捂住口鼻、遮盖裸露皮肤，匍匐前进，迅速撤离。

（4）在撤离危险区域时，应尽量向明亮、空旷和上风方向区域疏散。从建筑物中撤离时，要选择楼梯通道，不要乘坐电梯，切忌拥堵，有序撤离。

142. 发生街头抢夺与抢劫事件时如何应对?

抢夺是以非法占有为目的，乘人不备，公开夺取数额较大的公私财物的行为。抢劫是指用暴力夺取他人财物的行为。“两抢”案件具有发案多、频率高、损害面广的特点，社会危害较大。当遇到街头抢夺与抢劫事件时，应对措施如下：

（1）在人员聚集区域遭到抢劫时，应大声呼救，以引起周围人的注意震慑犯罪分子，从而脱身，同时尽快报警。

（2）尽量不要单独前往偏僻场所，女性外出时尽可能结伴同行。

（3）在僻静地方或无力抵抗的情况下，应放弃财物，以保证人身安全为首要目的，待处于安全状态时，尽快报警。

（4）尽量记住犯罪分子人数、体貌特征、口音、所持凶器、逃跑车辆车牌号及逃跑方向等情况，同时尽量留住现场证人。

（5）到银行存取大额款项时应尽量有人陪同，最好以移动支付方式代替现场提取大额现金；输入密码时，可以用手挡住输入面板，防止他人窥探；不要随手扔掉填写有误的存、取款单；离开银行时，应警惕是否有可疑人员尾随。老人及少年儿童不要随身携带贵重物品和大额现金。

（6）驾车外出时，应随手将车门锁按下，尽量关闭车窗。下车时，勿将皮包和现金随意置于座位上，以防犯罪分子撬开车门偷包。

（7）上街时，请将手提包、移动电话等较贵重物品牢牢拿在手里，不给犯罪分子可乘之机。女性携带挎包尽量不要放在靠机动车道一侧。

（8）在街头打电话或等人时，要注意自己前后的车辆及行人的动态变化，时刻保持戒备心理。

143. 发生入室盗窃与抢劫事件时如何应对?

入室盗窃、抢劫同街头盗窃、抢劫相比具有隐蔽性，更容易造成受害人较大的财物损失，甚至会对其生命安全构成威胁。当遇到入室盗窃或抢劫时，应对措施如下：

（1）夜间遭遇入室盗窃时，应沉着应对，切忌立即起身查看甚至开灯查看。可以咳嗽几声，故意大声说“谁啊”之类的话，或用手机悄悄拨打“110”报警，千万不可一时冲动，造成不必要的人身伤害。

（2）若发现家中被窃，不要急于进屋清点财物，应保护好现场，并立即报警。

（3）遭遇入室抢劫时，受害人应放弃财物，以确保人身安全。

（4）邻里之间要互相照应，当遇到陌生人在住所附近徘徊时，一定要多加小心，必要时可进行监视、盘查或拨打“110”报警。

（5）尽可能安装正规厂家生产的防盗门和防盗窗。

（6）要认真辨别上门推销员、维修工、家政服务员等身份，不要随意让陌生人进屋。老人或儿童独自在家时，应锁好房门，不接待任何客人。

（7）钥匙要随身携带，不要乱扔乱放，不要将家里的钥匙挂在孩子脖子上，以免给犯罪分子创造取得钥匙的机会，丢失钥匙时要及时更换门锁。

（8）及时清理插在门缝、门把手上的各类广告、传单。如果清理不及时，往往会被犯罪分子认为家中久无人居而大胆入室盗窃。

（9）增强自我防范意识，保护好所有私人信息，不要在公众场所炫耀财富。

第十二部分 突发急症如何处置

144. 如何应对癫痫？

癫痫（俗称羊癫风、羊角风）是由多种原因引起的慢性脑功能障碍综合征，是大脑神经细胞群反复超同步放电所引起的神经系统功能紊乱，具有突然性、反复性、短暂性、刻板性的特点。癫痫是一种时犯时愈的暂时性大脑机能紊乱的病症，发病时会突然晕倒，意识丧失，手足或全身痉挛，有的人会口吐白沫。作为一种神经系统常见疾病，癫痫可见于各年龄组，青少年和老年是发病的两个高峰阶段。由于可能发生猝死和意外死亡，癫痫也是一种潜在的致死性疾病。

（1）癫痫发作的识别

当大脑异常放电的部位和扩散的范围不同时，可表现为不同的症状，一般分为 4 个时期。

1）先兆期：出现头晕、运动功能失常等症状，如肢体发麻、头或身体轻向一侧等。

2）强直期：意识丧失并跌倒，头向后仰，肢体出现强直，面色青紫，瞳孔散大，呼吸停止数秒至数十秒不等。

3）阵挛期：口吐白沫，意识丧失，全身肌肉有节奏性抽动，舌头因抽搐常被咬破，有时伴有大小便失禁，阵挛期可持续 1~3 分钟。

4）恢复期：持续几分钟后，患者会恢复意识，对发作过程无印象，全身疼痛、乏力。有的患者在恢复期还会出现狂躁、乱跑乱叫、打伤人、损毁物品、自我伤害、自杀或追杀他人等精神异常症状。

（2）癫痫现场应对

1）确认现场环境安全。

2）癫痫发作时，迅速将患者带离危险环境，并在患者头下垫一块布垫或毛巾。

3）一般情况下癫痫发作时间很短，平均为3~5分钟，如果发作时间超过5分钟就要及时拨打“120”，等待医护人员到来，并注意观察患者的面色和呼吸情况。

4）癫痫停止后，松开患者衣领、围巾、领带等，将患者头部偏向一侧，并清除口、鼻内分泌物，保持呼吸道通畅，防止窒息。

5）若患者意识丧失，且呼吸停止或呈濒死样呼吸，应立即对其进行心肺复苏。

注意：癫痫发作时，不要按住患者，患者抽搐时力量很大，用力按住患者会使其肌肉拉伤，甚至骨折；不要试图掰开患者的嘴，或在牙齿间塞上东西，防止被咬伤。

出现症状后，应立即让患者就近坐下或躺下，避开锐器，以免跌伤或撞伤，发作期间禁止按压人中等穴位，避免新的刺激。

145. 如何应对脑卒中?

脑卒中也叫脑血管意外、脑中风，是脑血管疾病的急症，以脑缺血或出血性损伤症状为主要表现。脑卒中是由多种危险因素导致的脑血管梗死或破裂，其中高血压是最重要的且常见的致病因素。脑卒中分出血性卒中和缺血性卒中两类，出血性卒中分为脑出血和蛛网膜下腔出血，缺血性卒中分为脑血栓和脑栓塞两类。

（1）脑卒中的识别

1）失语或口齿不清：常伴有一侧肢体偏瘫，吐字不清或不能说话。

2）半边肢体麻木：突发一侧面部或上下肢麻木，严重者可伴有四肢乏力，步履蹒跚和摔倒。

3）意识障碍：轻者烦躁不安、意识模糊，严重者可成昏迷状态。

4）头痛、呕吐：头痛和呕吐多发生在出血性脑卒中，头痛剧烈程度与病情及疾病种类有关，蛛网膜下腔出血头痛最为剧烈，常伴有喷射性呕吐。

5）视物不清：瞬间失明或视物模糊。

（2）脑卒中现场应对

1）将患者移至宽敞通风的地方，解开衣领，如果患者清醒，让患者半卧或平卧休息；如果患者意识丧失，可将患者摆放成侧卧位，清理患者口中的呕吐物开放气道，以保持呼吸道畅通。如果患者有义齿，还应将义齿取出，防止将其吸入肺中。

2）稍垫高患者上半身。

3）不要随意移动患者的头部和上半身，如必须移动时，应托住患者头部，使头部与身体处于同一水平位置，慢慢移动。

4）检查患者的生命体征，如呼吸和心跳是否停止，若患者呼吸或心跳停止，应立即进行心肺复苏。

5）检查有无外伤，对流血处应给予包扎处理。

6）医生未到来之前，患者禁止进食或饮水。

7）保持周围环境安静。

8）如果距医院较近，在减少颠簸的前提下，用担架将脑卒中患者迅速送往医院救治。

146. 如何应对急性冠状动脉综合征？

急性冠状动脉综合征（ACS）是指冠状动脉内不稳定的粥样斑块破裂或糜烂，形成完全或不完全闭塞性血栓，而导致的心脏急性缺血综合征。急性冠状动脉综合征是一种常见的严重心血管疾病，是冠心病的一种严重类型，常见于老年男性、绝经女性，以及吸烟、高血压、糖尿病、高血脂、腹型肥胖、有早发冠心病家族史的患者。急性冠状动脉综合征患者常常表现为发作性胸痛、胸闷等症状，可导致心律失常、心力衰竭甚至猝死，严重影响患者的生活质量和寿命。如及时采取恰当的治疗方式，可大大降低病死率，并减少并发症，改善患者的预后。

（1）心脏不适的识别

1）胸痛、胸闷是心脏不适的主要表现。

2）心脏不适的反射区：牙齿、下颌、胃、左肩臂、肩膀、左侧肋骨、左后背肩胛区（后心部分）。

3）呼吸短促，并可能伴有胸部不适。

4）其他征象：冒冷汗、恶心或头晕。

（2）心绞痛的典型表现

发作性胸骨后压榨性疼痛，可表现为胃疼、牙疼、左肩及左上肢内侧疼痛等，持续时间1~5分钟，很少超过10~15分钟。

（3）心肌梗死的症状

1）发作性心前区疼痛超过15分钟。

2）舌下含服硝酸甘油不能缓解症状。

3）出现恶心、呕吐、腹胀、面色苍白、大汗淋漓、四肢厥冷等症状。

4）血压突然下降。

（4）应对措施

1）心肌梗死发作后，应立即让患者平躺，保持空气流通，周围环境要安静，让患者放松情绪，不要紧张。

2）可以服用患者随身携带的药物。

3）拨打“120”，若送往医院途中发生心室颤动，应立刻给予心肺复苏。

注意：最好不要让患者自己驾车去医院，救护人员应守候在患者身边直到专业急救人员赶到现场并接管患者。

第十三部分 心理援助

147. 心理援助的目标与原则是什么？

（1）心理援助的目标

心理援助的主要服务对象为参与救援工作的人员和遭受灾害的群众，主要目标如下：

1）防止相关人员出现过激行为，提供适当建议和帮助以缓解痛苦，从而积极预防、及时控制和减缓因灾难造成的心理危机。

2）促进灾后心理健康重建，帮助个体适应新的生活模式，预防心理危机发生。

3）维护社会稳定，保障公众心理健康。

（2）心理援助的原则

心理援助是应急救援工作的一部分，应与救援工作的开展整合在一起进行。进行心理援助工作应遵循的原则如下：

1）以社会稳定为前提，在不给整体救援工作增加负担的前提下，竭力减少再次伤害。

2）综合应用心理危机干预技术，结合具体情况提供个性化帮助。

3）保护被服务对象的隐私。

心理援助是组织灾后应急救援工作的一环，是一种支持性的介入方法，可在灾难发生后立即使用。

148. 心理危机表现有哪些？

人们面对危机时会产生一系列身心反应，心理危机反应会表现在生理、情绪、认知和行为上。

（1）生理方面：肠胃不适、腹泻、食欲下降、头痛、疲乏、失眠多梦、惊恐不安、呼吸困难或窒息、肌肉紧张等。

（2）情绪方面：常出现焦虑、恐惧、多疑、沮丧、易怒、烦躁、忧虑等情绪。

（3）认知方面：常出现注意力不集中、缺乏自信、犹豫不决、健忘、沉浸在危机事件的回忆中无法自拔等。

（4）行为方面：恐惧社交，易自责或怪罪他人、不易信任他人等。

149. 心理应激障碍有哪些？

心理应激反应不等于心理应激障碍，只有反应超出一定强度或持续时间超过一定限度，并对个体的社会功能产生影响时，才构成心理应激障碍。常见的心理应激障碍包括急性应激障碍和创伤后应激障碍。

（1）急性应激障碍

急性应激障碍是指遭遇应激事件后的一过性精神障碍。能够引起这类障碍的事件可以是非常重大的自然灾害（如火灾、地震、洪水、海啸等），也可以是对个体冲击性很强的重大变故，如亲人突然死亡、遭遇车祸等。但总体来说，这些事件都会对个体的生命安全造成严重威胁，或者给其生活带来重大冲击。

急性应激障碍的主要特点是“急”，一般在受到应激性事件刺激后数分钟至数小时内出现，并且在几小时或几天内消失。急性应激障碍出现与否及严重程度取决于个体的易感性和应对方式，因为大多数人即使在面临重大打击时也不会出现这一障碍。

急性应激障碍的典型表现包括意识改变、行为改变、情绪改变三个方面。

1）意识改变：出现得最早，主要表现为茫然、出现定向障碍、对时间和周围事物不能清晰感知。有些人在听到噩耗后会当场晕倒，醒来后会短暂性失忆。

2）行为改变：表现为行为明显减少或增多并带有盲目性。如不与人交流、对他人的说话也不理睬；日常生活中自理能力下降或缺失，整个生活陷入混乱状态；行为动作杂乱、无目的，甚至冲动毁物，或自言自语，没有逻辑性等。

3）情绪改变：主要表现为愤怒、恐惧、悲伤、绝望。这些情况常常表现得非常强烈，个体有时会出现一些过激行为，甚至企图自杀以脱离痛苦。

（2）创伤后应激障碍

创伤后应激障碍是对异乎寻常的威胁性、灾难性事件的延迟和持久反应，通常在应激事件发生后1~6个月内出现，少数于6个月之后出现。创伤后应激障碍比急性应激障碍的发生要晚，而持续时间要长得多，往往持续一个月以上，甚至长达数年。研究表明，虽然大多数人在经历创伤事件后都会出现不同程度的症状，但只有少部分人最终成为创伤后应激障碍患者。

创伤后应激障碍的典型表现：

1）侵入性的回忆和反复出现噩梦，反复体验创伤性事件。创伤后应激障碍患者在经历重大创伤性事件后，总会难以控制地重现创伤性事件发生时的各种场景及当时的情绪，表现出一系列特征性症状，如驱之不散的闯入性回忆，频频出现的痛苦梦境等。有时患者还会出现“闪回”，此时患者仿佛又完全处于创伤性事件发生时的情境，重新表现出事件发生时所伴发的各种强烈的精神痛苦和生理反应。

2）回避与创伤相关的刺激，情感麻木并且丧失生活热情。在经历创伤性事件后，创伤后应激障碍患者会回避与创伤相关的刺激，回避的对象不仅限于具体场景与情境，还包括有关的想法、感受和话题，整体上给人以木讷、迟钝的感觉。如失去至亲之后表现得麻木，没有强烈的痛苦，甚至不会流一滴眼泪，从心理学意义上讲，这是一种隔离状态，长期处于这种状态对健康是不利的。

3）持续性焦虑和警觉水平增高，如难以入睡、警觉性过高、容易受到惊吓、无法专心做事等。大多数创伤后应激障碍患者一年内可以恢复，少数患者则持续数年不愈而造成持久的精神负担，有的还可能造成终身精神残疾，再也无法正常生活。随着对创伤后应激障碍的不断深入认识，心理学工作者越来越重视对突发事件受害者（亲历现场者和事件中失去亲人的家属，以及参与现场救援的工作人员）进行心理干预和支持，以最大限度地降低他们受到的精神伤害。

150. 心理急救的方法有哪些?

（1）尊重受害者的安全、尊严和权利

在行动中需要考虑受害者的安全、尊严和权利。

1）安全：

①救援行为要避免将受害者置身于其他危险中。

②尽最大努力确保受害者人身安全，使受害者免受身体和心理的伤害。

2）尊严。尊重受害者，并遵循他们的文化和社会规范。

3）权利：

①确保受害者公平地享有获得帮助的途径，不受歧视。

②帮助受害者维护自己的权利，帮助他们获得现有的支持。

③以维护受害者的最佳利益作为行动准则。

下面列出了一些伦理准则的“做与不做”，以指导心理急救人员帮助受害者避免进一步的伤害，提供最好的关怀，符合受害者的最佳利益。

要做事项有：一是诚实，值得信任；二是尊重受害者做出的决定；三是意识到自己的偏见，不要受其影响；四是确保受害者知道，他们即使现在拒绝接受帮助，以后需要的时候依然可以获得；五是尊重受害者隐私，为他们的经历保密；六是了解受害者的文化，考虑对方的年龄和性别，行为举止得当。

不要做事项有：一是不要收取受害者的金钱或向他们提要求；二是不要做虚假的承诺，不要提供不正确的信息；三是不要夸大自己的能力；四是不要强制受害者接受帮助，不要冒犯他们，不要强迫他们做不愿意做的事；五是不要强制受害者表露自己的经历；六是不要和别人分享受害者的经历；七是不要随意评判受害者。

（2）心理急救的行动原则

心理急救的行动原则有三条：一看（look）、二听（listen）、三联系（link），即 3L 原则。这些行动原则有助于指导救援人员观察和安全地进入危机情境，接近受害群众，理解他们的需要，详见表 13-1。

表 13-1　　心理急救的行为原则

看（look）	1. 检查身体状态是否安全 2. 检查那些有明显紧急需要的人 3. 检查那些有严重痛苦反应的人
听（listen）	1. 接近可能需要支持的人 2. 询问对方的内在需要和诉求 3. 倾听对方，帮助他们平静下来
联系（link）	1. 帮助人们满足基本的需要，提供服务 2. 帮助人们处理难题 3. 提供信息支持 4. 将人们与亲人和社会的支持连接起来

（3）危机干预的步骤

危机干预可遵循下述 6 个步骤：

1）明确问题。从受害者角度确定心理危机问题，正确判断受害者心理所受打击的性质、种类和程度，仔细观察并认真聆听受害者反馈的信息，评估受害者的心理应激水平。

2）保证受害者安全。把受害者对自己和他人的生理和心理伤害降低到最低。

3）强调与受害者进行沟通与交流，积极、无条件地接纳他们。要在受害者面前树立真诚、自信、果敢的形象，从而获得他们的信任；把握时机、及时干预，尽快结束。

4）提出并验证应对危机的变通方法。大多数需要心理干预的受害者会认为自己已经无路可走，救援人员要帮助他们了解更多解决问题的方式和途径，充分利用环境资源，采用各种积极应对方式，使用建设性的思维方式，最终确定能现实地处理其心理创伤而做出适当的选择。

5）制订计划。在制订计划时，要充分考虑受害者的自控能力和自主性，与他们共同制订行动计划。

6）获得承诺。回顾有关计划和行动方案，并从受害者那里得到诚实、直接的承诺，以便他们能够坚持实施为其制定的危机干预方案。